いまどきの死体

法医学者が見た幸せな死に方

西尾 元

GENTOSHA

はじめに

私は兵庫医科大学（兵庫県西宮市）で、法医学の教育と研究をしています。それとは別に、警察から嘱託されて年間に200から300体の法医解剖を行っています。法医解剖では、事故や事件で亡くなった人や一人暮らしをしていて自宅で亡くなった人など、病死とは言い切れない、「異状死」と呼ばれる死を迎えた人の解剖をしています。

兵庫医科大学が担当するのは兵庫県内の大阪と神戸の間の地域（阪神間）の6市1町（西宮市、芦屋市、尼崎市、宝塚市、伊丹市、川西市、猪名川町）です。最近では、解剖数が増えて、ほぼ毎日のように解剖しています。

法医解剖の目的は、二つあります。一つは、犯罪捜査です。何かの犯罪に巻き込まれて亡くなった人の解剖を行います。解剖で得られた情報は警察の犯罪捜査の基礎資料となったり、裁判で用いられたりします。もう一つの目的は、死因を明らかにするということです。最近では、犯罪で亡くなったわけではなくても、死因がわからない人を解剖することが多くなってきました。一人暮らしの高齢者の数が増えていることが原因です。

解剖をすることは死因を明らかにするだけでなく、亡くなった人の遺族の病気を予防することもできます。感染症や遺伝性の病気などで亡くなったことがわかれば、亡くなった人と関わりのある人たちが同じ病気にかからないようにすることができるからです。法医解剖は亡くなった方のためにだけするのではありません。いま、生きている人たちのためでもあるのです。

最近、法医解剖の数は増えてきました。私が勤める兵庫医科大学では、平成27年には、年間３２１体の解剖を行いました。大学が開校して間もない昭和49年頃には年間の解剖数は、30体ほどでした。約50年間に解剖数は約10倍になったことになります。警察庁の統計資料などを参考にすると、現在では、亡くなった人約四十人に一人くらいが解剖されていることになります。いまは、まさに死体解剖社会と呼べる時代となっているのです。

私はこれまでに約３０００体の解剖をしてきました。今後、日本では高齢化や単独世帯数の増加、生涯未婚率の上昇などによって、解剖される遺体の数はさらに増えていくと予想されています。

いまでは、遺体を見るのは、家族や親戚などが亡くなったときくらいではないでしょうか。「人は必ず死ぬ」ということは知識としてはわかっていても、実感としてとらえることは難しい時代になっています。

遺体は、何も語りません。しかし、解剖台の上で静かに横たわる遺体を前にすると心が動かされることがあります。私が解剖するときにどういったことを感じているのか、それをわかってほしいと思ったのが、この本を書くきっかけになりました。

人は必ず死にます。でも、自分が死んだことを自分で見たり聞いたりすることは決してできません。死を実感すると生を見つめ直すことができます。解剖された人たちのいろいろな死の様相を知っていただきたいと思います。この本を読んで、これからのご自分の生を見つめ直す機会にしてくだされば、これにまさる喜びはありません。

西尾　元

いまどきの死体　目次

第3章 解剖で判明した事件・事故の真相

第4章　解剖台の遺体が語る現代日本の課題

第5章　遺体が教えるそれぞれの人生

第6章　法医解剖医として考えていること

装幀　石間　淳
写真　岡本尚樹
ＤＴＰ　美創
編集協力　今津朋子
協力　ヴュー企画

第1章

法医学ができること

解剖するかしないかは、どうやって決めるのか

法医学は、すでに命を終えた人を対象としています。生きている人を相手としている臨床医学とは違います。

現在、日本の大学には80ほどの医学部がありますが、ほとんどの大学に法医学講座が設置されています。

法医学の対象になるのは、一般に「異状死体」と呼ばれる遺体です。

亡くなるときに、死因が病死だとはっきりわかっている場合には、解剖になることはありません。最近では、在宅医療を受けて亡くなる人も増えています。自宅で一人暮らしをしている人が亡くなった場合でも、かかりつけ医が病死だと診断できれば、解剖されることはありません。

しかし、交通事故や火災による死、自殺などの場合には解剖になることがあり

ます。外因死だったり、はっきりと病死と言い切れなかったりすれば、その遺体は「異状死体」と呼ばれます。警察が解剖の必要性を判断することになります。

日本では、現在、全死亡者数のうちの約15％、つまり、六人か七人に一人は異状死体になっています。これらの異状死体が発見された場合、警察は現場にいって「検視」を行います。死亡前の状況、外表（遺体を外から見たようす）の検査、既往症、家族関係などを捜査します。

解剖が必要だと判断すると、裁判所に申し出ます。裁判所が解剖の必要性を認めれば、解剖することになります。異状死体のすべてが解剖されているわけではありません。

警察が最も恐れているのは、犯罪を見逃すことです。ですから、犯罪によって亡くなった可能性が否定できない場合は解剖することになります。遺体は犯罪捜査の重要な証拠なのです。

法医解剖には4種類ある

法医解剖は、状況により次の4種類に分類されます。

①司法解剖＝犯罪死体やその疑いがある死体について、犯罪捜査を目的として行うもの。刑事訴訟法に基づく。解剖には強制力があり、解剖を実施するのに遺族の承諾を必要としない。「被疑者不詳の殺人被疑事件」などとして、遺体は犯罪捜査の対象となる。

②調査法解剖＝身元不明の遺体や、当初は犯罪とは無関係と思われた遺体の犯罪の見逃し防止を目的に行う。死因・身元調査法に基づく。基本的には遺族の承諾を必要としない。

③承諾解剖＝監察医制度施行区域外での犯罪に関係ない遺体の死因究明を目的

に遺族の承諾をもとに行う。全国の大学法医学教室が担当する。「死体解剖保存法」に基づく。

④監察医解剖＝監察医制度施行区域（東京都23区、大阪市、神戸市など日本のごく限られた地域）での犯罪に関係ない遺体の死因究明を目的とする。監察組織で行う（大学の法医解剖室で行うことはない解剖です）。「死体解剖保存法」に基づく。基本的には、遺族の承諾を必要としない。

テレビドラマなどで監察医が出てくることがありますが、監察医は監察という組織で解剖を行っています。

警察が「犯罪性がある」と判断した場合は①の司法解剖を行います。犯罪性がないと判断した場合でも、身元が不明だったり、死因がわからなかったりすれば、解剖になることがあります。この場合は、②の調査法解剖、③の承諾解剖、④監察医解剖のいずれかの解剖が行われることになります。

東京都23区、大阪市、神戸市には、監察医制度があります。これらの地域では、異状死体のうち犯罪が関係していない遺体は、監察医が解剖することになります。監察医が遺体を調べて「死亡診断書（死体検案書）」を発行します。

監察医制度が実施されていない場所では、全国各地の法医学教室で、遺族の承諾を得て、「承諾解剖」が行われます。

死因がわかれば、生きている人にも役に立つ

司法解剖では、犯罪の可能性がある遺体を解剖します。この本でも事例を述べますが、病死と届けられた子どもの死が実は虐待死だったり、逆に虐待死を疑われたけれど解剖してみたら病死だったりします。

女性が高齢男性に接近して結婚し、青酸化合物を使って高齢男性を殺害した連続殺人事件が関西で発生しました。犯人の女性の周辺では実に十人近くの男性が

不審死を遂げていましたが、立件されたのはそのうちの4件だけでした。私が解剖を担当する区域でも二人の男性が亡くなっていました。しかし、病院に運ばれたとき、病死と判断されるなどしていて解剖はされていませんでした。もし、解剖していれば死因がわかったかもしれません。解剖したときに死因がわからなくても、解剖していれば血液は保存しています。後から、保存されている血液を調べることもできたのですが、遺体が火葬されてしまっていて、それもできませんでした。

法医学では、犯罪に関係していない遺体の解剖もしています。解剖して死因を明らかにしておくことは、日本の死因の現状を知ることになります。解剖で得られた情報をもとにして行政機関が疾病対策を立てることができます。死因が感染症であれば、遺族に予防的処置を講ずることもできます。

最近では、法医学でも遺伝子疾患の診断ができるようになりました。

以前、自宅のベッドで亡くなっていた女性を解剖したことがあります。死因は

ます。

治療は難しいこともあります。でも、突然死を未然に防ぐ手段を取ることはでき

病院で予防的な治療を受けてもらうことができました。遺伝性ですので根本的な

があることがわかりました。遺族への対応は難しいのですが、このときは遺族に

くも膜下出血でした。同時に、この女性は腎臓に「嚢胞腎《のうほうじん》」という遺伝性の疾患

30代の男性が自宅で亡くなっているところを発見され、解剖になったことがあ

ります。解剖が終わったときには死因はわからなかったのですが、血液を調べて

みると、死因がカフェイン中毒とわかりました。男性は眠気醒《ざ》ましのためにカフ

ェインの製剤を海外から個人輸入していたのです。その服用量を超えて飲んだた

めにカフェイン中毒になり、それが死に結びついたのだと思います。

私は、こうした情報はできるだけ一般の人にも知ってもらったほうがよい、と

考えています。法医学はもっぱら死体を扱っていますが、死因を決めているだけ

ではありません。生きている人のために役に立つ情報を発信していくことができ

るのです。

解剖医が遺族にできること

私はこれまで約3000体の遺体を解剖してきました。その方々の死のようすを知って、いまでもやりきれない思いにとらわれることが多々あります。しかし、亡くなった方の遺族の悲しみは、ずっと大きいものだと思います。特にお子さんを亡くされたご両親の悲しみは、どう言葉をかけていいのかさえわかりません。子どもを亡くされた親のようすを見ると、「取り返しがつかない」とはどういうことなのかがわかります。

また、遺族から「最期は苦しんだのでしょうか」と聞かれることもあります。

実は、亡くなるときにご本人が苦しんだかどうかは私にもわかりません。

ただ、法医学では「急死の所見」というものが三つあります。この条件が解剖したときに見つかれば、亡くなった人は急死したと判断することができます。

一つは「溢血点《いっけつてん》」です。結膜などにできる点状の出血のことです。あとの二つは「臓器のうっ血」と「流動性の血液」です。「臓器のうっ血」とは肺や肝臓などに血液がたまる現象です。「流動性の血液」とは、血液が死後も固まらない状態を保っていることをいいます。

これらの急死したことがわかる所見がある場合は、「短時間に急死していますので、苦しまずに亡くなったと思います」と遺族に伝えることにしています。少しは遺族の悲しみが癒されるのではないかと思うのです。法医学のできることは限られていますが、残された人の悲しみが少しでもやわらぐよう努力したいと思っています。

遺族の悲しみ

遺族にとって、解剖とはいかなるものなのでしょうか。

先述したように、事件で亡くなった人の解剖は「司法解剖」と呼ばれ、解剖内容は捜査や裁判で使われます。犯罪捜査に影響するため、解剖結果は警察以外の人に漏らすことができません。私たちが解剖結果を報告するのは警察にであって、遺族に伝えるのは警察が担うことになっています。法医解剖医が遺族と接触することはあまりありません。

夫や妻、子、父母といった親しい人を失った遺族にとって、解剖自体が苦痛だと思います。事件に巻き込まれて親しい人を突然失ったことだけでも遺族の悲しみは大きいのに、犯罪を裁くためには必要なことだとわかっていても、さらに体が解剖されなければならないという状況は、遺族にとって耐え難い悲しみになります。

以前、事件で亡くなった子どもの解剖をしているとき、解剖室の外で、遺族が警察に遺体を早く返すよう言う声が聞こえました。親にしてみれば、朝、元気に出ていったわが子が犯罪に巻き込まれて冷たくなって帰ってきたのです。ずっとそばにいてやりたいと思うのは親として当然の気持ちでしょう。

その子を解剖したとき、お腹にはまだぬくもりが残っていました。私たちは犯罪の証拠となる事実について、遺体から得られる情報を記録していかなければなりません。遺族の気持ちに入り込んで、感情が頭を支配してしまうと辛い作業になることがわかっているので、ただ黙々と解剖を続けていましたが、このときばかりは、

「このぬくもりを両親に感じてもらったほうがよい。解剖することより、そのことのほうがよっぽど意味がある」

と思いました。しかし、解剖室へ遺族を入れることなどできるはずはなく、辛い気持ちのまま作業を続けました。

法医解剖は遺族の悲しみとは無関係なところで粛々と行われます。私たちは黙々と解剖を続けますが、心中、平静ではいられないことも多いのです。

第2章

人は思いがけなく死に遭う

ベッドの上でも、「エコノミークラス症候群」になる

肺は、左右に分かれていて、右のほうが大きくて重いのです。右の肺は三つに分かれていますが、左は二つにしか分かれていません。

肺は全身に酸素を供給するための基地のようなものです。鼻や口から空気を吸い込んで、肺は空気でいっぱいになります。しかし、空気はそのままの形で全身には運べません。肺に入った空気は、まず肺の血液の中に溶け込みます。正確にいうと、血液の赤血球という細胞にあるヘモグロビンというタンパク質に酸素が結びつきます。そして、赤血球と一緒に血液の流れにしたがって、酸素は全身へ運ばれていくのです。

肺には、空気だけでなく、血液もたくさんあります。普通、肺がどす黒い赤色をしているのはそのためです。法医学では、この色を「紫赤色《しせきしょく》」などといってい

ます。

この女性の肺を見ると、紫赤色と白色のまだらになっていました。どす黒い色の肺が、ところどころ、白っぽくなっているのです。「おかしい」と思いました。

女性は、泊まっていたホテルのベッドで亡くなっていたそうです。

コンサートを見るために東京から大阪にやってきて、ホテルに一人で宿泊していました。チェックアウト時間を過ぎても連絡がないので、ホテルの人が部屋を訪ねると、女性はすでに亡くなっていました。

皮膚にはこれといった傷はできていません。結膜、つまり、まぶたの裏側を見ると小さな点状の出血がたくさんできていました。

「溢血点」といわれるもので、急死した人に見られます。第1章で述べたように、急死した遺体には、三つの所見が見られます。

「溢血点」「流動性の血液（血液が固まらないということ）」「臓器のうっ血」の三つです。

「うっ血」とは、臓器に血液がたまっている状態をいいます。急死したときには、たいてい肺や肝臓といった臓器がうっ血します。

この女性は溢血点があるのですから、急死したはずです。臓器はうっ血しているはずなのに、肺がところどころ白っぽくなっているのは、おかしいということになるのです。

女性の死因は、「肺動脈血栓塞栓症《はいどうみやくけっせんそくせんしょう》」、これは「エコノミークラス症候群」ともいいます。この病気で亡くなった人の肺は白っぽくなるのです。なぜでしょうか。「肺動脈血栓塞栓症」は、心臓から肺に出ていく太い血管、肺動脈に血栓がつまることによっておこります。女性の肺動脈の中では、血栓が「ところてん」のように固まっていました。血栓ができれば、そこから先に血液は流れていきません。肺動脈に血栓がつまったからといって、すぐに心臓が止まるわけではありません。しばらくの間は、心臓はいつも通りに動いていています。

心臓が収縮すると、血液は肺動脈を通って、心臓から肺へ運ばれます。心臓が広がると、今度は肺へ運ばれた血液が、肺から心臓（左心房）へ肺静脈という血管で戻ってきます。肺動脈で血栓がつまったとき、つまったところから先には、血液はいかないのですが、その先にあった肺の血液は心臓が動いているのですから、心臓に戻ってきます。するとどうなるでしょうか。つまった先の肺は血液が抜けて、白っぽくなります。エコノミークラス症候群で亡くなった人の解剖をしたときに、肺がところどころ白っぽくなっているのは、それが原因なのです。

肺動脈に血栓が見つかったときには、足の静脈に血栓ができているかどうかを確認します。女性をうつ伏せにして、足の背面を切開して、筋肉の中の血栓を探すと、左足のふくらはぎの筋肉にある静脈の中に、血栓ができていました。

死後硬直の程度や体温の低下の具合から、亡くなった時間を推定すると、女性は、遺体が発見された日の朝早くに亡くなっていました。おそらく、寝ている間に足に血栓ができたのでしょう。朝方、おき上がったときに足の筋肉が収縮して、血栓が静脈からはがれたのです。それがプカプカと心臓に流れてきて、肺動脈でつまってしまった。
女性には、夜、便所におきるのがいやなので、寝る前に水分を取ることを控える人もいると聞きます。夜寝ている間にも、汗をかくのです。腎臓は、絶え間なく血液をこしとって不純物を尿として排出しています。水分補給が十分でないと、エコノミークラス症候群になる危険性は高くなります。脱水すれば、血液がドロドロになって血栓ができやすくなり、脳梗塞《のうこうそく》や心筋梗塞《しんきんこうそく》などもおこりやすくなります。エコノミークラス症候群を避けるためにも、夜中に便所にいくことを億劫がらず、水分補給をしたほうがよいでしょう。

コラム

「エコノミークラス症候群」を予防するには

肺の動脈・静脈に血栓がつまる「肺血栓塞栓症」は「エコノミークラス症候群」という名前でも知られています。飛行機に乗って長時間座席に座ったままでいると、足の血液の流れが悪くなり血栓ができる場合があります。飛行中には異常はないものの飛行機が目的地について、「よいしょ」と立ちあがった瞬間、足にできていた血栓が静脈からはがれることがあります。血栓は静脈から心臓へ、そして肺動脈へと流れていってつまることになり、ときには突然死の原因にもなります。

最近では、飛行機に乗れば前の座席の背ポケットに、「血栓予防のための注意書き」が入っています。血栓ができないように適当な運動をすることが書かれています。

エコノミークラス症候群は、２００４年（平成16年）、「新潟県中越地震」のときにも話題となりました。

自分の車の中で避難生活をしていた人の中に、この病気で亡くなる人があいつぎました。狭い車内で体を縮めて生活していると足の血液の流れが悪くなります。どうしても血栓ができやすくなってしまうのです。

日常生活でも、この病気がおこる危険が潜んでいます。

高齢になると夜、尿意を催すことが多くなります。介護を受けている人の中には、夜中に排尿のために介助者を呼ぶことが心の負担になっている人もいます。

水分摂取を控えたりしていると、脱水症状になり、やはり血栓ができやすくなります。最も脱水がおきやすいのは就寝後です。心筋梗塞や脳梗塞を防ぐためにも就寝前にコップ1杯の水を飲むといいでしょう。夜間、トイレに立ったらその後でコップ1杯の水を飲んで水分補給をするのもよいと思います。

若い世代の人も、職場でデスクワークを続け、椅子に座っているという同じ姿勢を長時間続けると「エコノミークラス症候群」になることがあります。これも適度に休憩して、意識的に体を動かすことで予防できます。

車のハンドルが原因で臓器に孔があく

男性は、自宅マンションの床に倒れて亡くなっていました。訪ねてきた友人が発見しました。室内には荒らされた形跡はなく、警察は事件性が低いと判断したものの、死因がはっきりしないことから解剖することに決めました。

男性は40代で独身。体のどこにも傷は見当たりませんでした。

男性は健康診断で高血圧を指摘されていたと警察から聞きました。降圧剤を飲んでいたようです。男性の年齢を考えると、脳出血や心筋梗塞で亡くなったのではないかと思い、心臓や脳といった臓器を観察しましたが、これといった異常は見つかりません。

腹をあけたとき、死因に関わる光景が目に入ってきました。腸の表面が真っ赤だったのです。一見して、腹膜炎《ふくまくえん》だとわかりました。腹の中でひどく腹膜炎が広がってしまうと、死に至ることがあります。男性の死因は「腹膜炎」ということになります。腹膜炎とは細菌が腸や腹膜に感染している状態です。

腹の中には、黄色く濁った液体が1リットルほどたまっていました。液体の色から考えると、腸の中のものが腹の空間の中に漏れ出したのだとわかります。どこかで腸が破れているに違いありません。腸の中は細菌だらけですから、腸の中のものが漏れ出すと腹膜炎がおこります。

どこが破れているのかと腸を順番に探していくと、小腸が始まったところに米粒ほどの大きさの穿孔《せんこう》がありました。小さな孔《あな》から、腸の中の液体がポタポタと腹の空間に漏れ出していたのです。

男性の死因は、「小腸の穿孔による腹膜炎」です。

小腸に孔があいたのには理由がありました。男性の胸の下のほうにある皮下組織に出血がありました。この出血が、小腸の穿孔の原因ということになります。

大腸の一部を除けば、腸は腹の中で固定されていません。ブラブラと自分の位置を変えることができます。腹の表面を手で押さえても腸は押されたところから脇に移動するので、押されたところの腸に孔があくことはありません。

しかし、腸の中で一か所だけ孔があきやすい場所があるのです。それは小腸がまさに始まろうとするところです。この部分の腸管だけは、腹腔《ふくくう》の中でブラブラと移動することがありません。この部分の腸管の真後ろには、脊椎骨《せきついこつ》があるので、腹を強く背中側に圧迫すると、腸管は脊椎骨との間に挟まれて、孔があくことになります。穿孔していたのは、まさにそこの部分でした。

孔は、胸の下のほうにある皮下組織が出血している場所の近くにありました。この男性の胸や腹に何か強い力が加わって、皮下組織が出血し、同時に小腸に孔があいたのです。

その後、警察の捜査の結果、男性は亡くなる3日前、車を運転中に事故をおこしていたことがわかりました。不法駐車車両を避けようとして、電柱につっこんだということです。

事故をおこしたとき、男性は胸と腹を強く打ったにちがいありません。そのときに小腸に孔があいたはずですが、すぐに症状は現れません。しかし、その小さな孔からは腸内の内容物が少しずつ、腹腔に漏れ出していたのです。腹腔に腸内の細菌が漏れ始めて、3日間という時間をかけて腹膜炎が広がっていったと考えられます。

男性の腹に直接ぶつかったのは、運転していた車のハンドルです。運転席の前には、ハンドルがあります。運転者は事故をおこしたときに、胸や腹をハンドルで強く打つことがあるのです。法医学ではこのときにできる傷のことを「ハンドル損傷」と呼んでいます。

シートベルトを着用し、エアーバッグが事故のときにうまく作動してくれれば、ハンドルが直接運転者の体にぶつかることはありません。しかし、この男性のようにハンドルが胸や腹に強くぶつかると、臓器に孔をあけてしまうことがあります。腸管だけでなく、心臓や膵臓《すいぞう》にも損傷が及ぶこともあります。

男性には、事故から亡くなるまで3日間ありました。その間、普段通りに生活していたことになります。このように「ハンドル損傷」は本人にもまわりの人にもわからないところで進行することがあるのです。

私は、学生たちに、

「交通事故をおこした運転者が病院に運ばれてきたときには、たとえ本人が元気にしていても、必ず、『ハンドル損傷』を疑わなければならない」

と教えています。

たった300ミリリットルの出血での死

男性の体には、胸と腹の境目に長さ2センチメートルほどの刺し傷があります。しかし、それ以外には、傷はありませんでした。

男性の背中を見ると、死斑《しはん》がはっきりと出ていました。「死斑」とは心臓が止まった後、たまった血液の色が体の外から見えるようになったものをいいます。生きているときには、血液は血管の中をめぐっています。しかし、心臓が止まると血液は流れを止めて、一定の方向へ移動を始めます。移動する方向は、重力の一致する方向です。亡くなったときに、体が仰向《あおむ》けになっていれば、血液は背中側にたまることになります。たまった血液の色が背中から観察できるようになったものが、死斑です。死斑があるということは男性の血管には血液がまだだいぶ残っているということを意味しているのです。

警察の話によると、男性はナイフで胸を一度刺されたということでした。長さ2センチメートルの小さな傷はそのときにできたようです。

皮膚を切開して、刺し傷の下を見ると、傷は左側の肋骨《ろっこつ》の一本を刺し貫いていました。心嚢膜《しんのうまく》（心臓を取り囲む膜）を切り開くと、心臓と心嚢膜との間の狭い空間には、約300ミリリットルの血液がたまっていました。普通、この空間にはせいぜい10ミリリットルくらいの黄色い液体がたまっているだけです。心臓の表面をきれいに布でふいて観察すると、心臓の一番下のところに長さ約1センチメートルの傷ができているのが見つかりました。胸にあった刺し傷が、心臓まで届いてできたものに違いありません。心嚢膜にたまった300ミリリットルの血液は、心臓にできた刺し傷から漏れ出したものだったのです。

心臓を解剖すると刺し傷は右心室に達していました。右心室は心臓に四つある空間の一つで、心臓の前側にあります。右心室に傷ができれば血液が外へ流れ出ます。男性の心囊膜の血液はそのようにしてたまった血液ということになります。

通常、血液が300ミリリットル失われたからといって、人が死ぬことはありません。献血のときには400ミリリットルの血液を採取しますが、献血で亡くなった人はいません。

しかし、この男性の場合は、300ミリリットルの出血が死因になってしまいました。男性の場合、問題だったのは出血した量ではなく、血液がたまった場所でした。心囊膜の空間は狭いのです。そこに300ミリリットルもの液体がたまれば、たまった血液は心臓を外側から圧迫することになります。心臓は収縮することはできても、拡張することができなくなります。心臓が広がらなければ、中に血液をためることができません。心臓が収縮しても、体には血液は流れていかないのです。このような状態を「心タンポナーデ」と呼んでいます。

男性の死因は、「心臓を刺されたことによる心タンポナーデ」ということです。男性はコンビニでアルバイトとして働いていました。店の商品をかごに入れたまま店を出て走り去ろうとした男を追いかけたのです。男に追いついたとき、胸をナイフで刺されたということです。

刺された後も、男性はさらに犯人を追いかけましたが、刺された場所から20メートルほど走ったところで倒れたといいます。

ナイフの先が心臓に届いていたため、心臓が拍動するたびに、傷口から血液が心囊膜の中へ少しずつ漏れ出していたはずです。心囊膜に300ミリリットルの血液がたまったとき、男性の心臓はもはや広がることができなくなりました。脳へ血液を運ぶことができなくなった男性は、意識を失うことになりました。

裁判では、どのくらいの力で男が胸を刺したのかが問題となりました。肋骨を刺し貫いていたということですから、相当強い力で刺したということがわかります。解剖では、死因が何かということだけではなく、傷がどこにどのようにできているのかが、その後の裁判で重要な情報となることがあります。

呼吸が可能な状況での窒息死

男性の遺体は、山のように積まれた砂の中に埋まった状態で発見されました。全身が埋まってしまっていたというわけではありません。顔や頭は砂山から出ていて、鼻や口からは空気が吸い込める状態になっていました。それでも亡くなってしまったのです。

男性の死因は「窒息死」です。人は鼻や口から空気を肺に吸い込んで、酸素を体に取り込んでいます。肺では空気中の酸素を血液中のヘモグロビンに溶け込ませて、血液の流れによって全身に運んでいます。肺に酸素を取り込めなくなって亡くなることを窒息死といいます。

窒息死の原因にはいろいろありますが、一番わかりやすいのは頸部《けいぶ》の圧迫による窒息死です。日本における殺害方法として一番多いのがこの頸部の圧迫なのです。気道（口や鼻から肺への通り道）を圧迫すれば、肺へ空気が入りません。そのために窒息死することになるのです。

窒息死する原因は頸部圧迫だけではありません。空気の通り道のどこかが塞がれれば窒息死はおきます。正月に毎年のように高齢者が餅を喉につまらせて窒息死する事故がおきます。餅が喉につかえれば、空気が肺へ入れなくなって窒息死するのです。

しかし、この男性は鼻や口が塞がれたわけではなく、喉や気管に何かがつまっていたわけでもありません。でも、死因は窒息死なのです。なぜ、窒息死してしまったのでしょうか。

体が胸まで砂に埋まってしまうと、口や鼻から空気を吸い込める状態であっても、実際には空気を肺には吸い込めないのです。実は、私たちは口や鼻を使って空気を吸い込んでいるわけではないのです。肺が入っている胸郭という空間を広げて、胸腔の中を陰圧にすることによって、肺に空気を取り込んでいるのです。鼻や口は空気の取り込み口にすぎません。

胸腔とは肋骨と横隔膜とで閉じられた空間のことです。この空間の中に、心臓や肺があります。大きく空気を吸い込むとき、胸に手を当ててみれば、胸郭が広がっているのがわかると思います。肋骨の間には、肋間筋《ろっかんきん》という筋肉があり、胸と腹の空間の境には、横隔膜という筋肉があります。肋間筋を広げ、横隔膜を腹のほうへ押し下げることによって、空気を肺に取り込んでいるのです。

胸まで砂の中に埋まってしまうと、体の外から内側に向けて、胸郭が圧迫されます。胸郭が広がることができなければ、肺には空気は入ってきません。そのため窒息死することになります。

大人でさえ危険なのですから、子どもはなおさら気をつけなくてはいけません。砂浜で子どもの体に砂をかけ顔だけ出して埋めることがあります。遊びのつもりでも危険な行為なので注意しなければなりません。

第3章

解剖で判明した事件・事故の真相

解剖が証明する明らかな殺意

司法解剖では、死因を明らかにすることで犯人の行為が死に関係したのかどうかを診断することになります。

解剖して死因が「頸部圧迫による窒息死」だとわかれば、警察は頸部圧迫のために使った凶器を探します。凶器が見つかれば、付着したＤＮＡから犯人を特定することができます。しかし、死因がわかればすべてが解決するというわけではありません。

包丁で胸を刺された遺体が運ばれてくることがあります。胸を刺されているのですから、遺体を見たときに死因は「胸を包丁で刺されたことによる失血死《しっけつし》」ではないかと予想できます。しかし、体の外側を見ただけでは、刺されたときにどのくらいの力で胸を刺されたのかはわかりません。

司法解剖では、死因の特定とともに、包丁で刺殺された遺体であれば、どこをどちら向きに、どれくらいの深さで刺されているかを記録しなければなりません。その情報によって、犯人の殺意の有無がわかるからです。

腕を刺された人が解剖台に運ばれてきたとしましょう。腕には上腕《じょうわん》動脈という太い動脈が流れています。もしその血管が傷ついていれば、出血して亡くなります。死因は「上腕動脈切断による失血死」ということになります。

しかし、こうした場合には、犯人が殺意を持っていたと判断することは難しいのです。殺意があるとき、人は腕を刺そうとするでしょうか。普通は胸や腹、背中を刺すのではないでしょうか。

被害者が亡くなるという事実は同じでも、殺意が立証された「殺人罪」で有罪となれば犯人は死刑にもなります。しかし、殺意がなければ「傷害致死罪」が適用されます。その場合、判決は最高でも「有期の懲役刑」です。

亡くなった被害者や遺族の無念を晴らすためには、解剖では死因を明らかにするだけではなく、傷の状態を詳しく調べることが重要なのです。

自殺現場の血痕が証明した事実

自宅近くで、木の枝にロープをかけて首を吊《つ》ったと思われる男性の遺体が発見されました。現場近くには多量の血痕が残されていました。

男性は50代で無職です。両親と三人で暮らしていました。警察が家族に聞いたところによると、前の晩から姿が見えなくなっていたそうです。

自分の体重で首を圧迫した窒息死を「縊死《いし》」と呼びます。男性は一見すると、縊死したように見えました。しかし、縊死した現場に血痕が多量に残っている理由がわかりません。

男性の胸のあたりには刺し傷が三つありました。血痕は刺し傷から流れ出たと考えられます。

男性には長く精神疾患があり、これまでにも何回か自殺を試みたことがあると聞いた警察は、男性が自殺したのではないかと考えました。胸を包丁で刺して自殺しようとしたのに死に切れず、首を吊ったのだろうと考えたのです。

胸の刺し傷は三つともほぼ同じ大きさで、左胸に並ぶようにできていました。もしだれかと争って刺されたのであれば、胸の狭い範囲を3回も刺し続けることはなかなかできそうにありません。胸の傷は、自分が自殺しようとして刺した「逡巡創《しゅんじゅんそう》（ためらい傷）」だと警察は考えたのです。

しかし、腑《ふ》に落ちないことが一つありました。それは、現場に凶器が残されていなかったことです。男性は別の場所で自分の胸を刺し、首を吊ろうと現場にくるまでに凶器をどこかに捨てた可能性もありましたが、凶器は見つかりませんでした。そこで結局、警察は解剖することにしたのです。

男性の首にはロープの痕《あと》がしっかりと残されていました。皮膚には何か所か、こすれて赤く出血しているところも見られました。出血しているということは、男性が生きているときに首が圧迫されたということです。

首を吊った遺体では、圧迫されたところより頭側は真っ赤にうっ血しているのが普通ですが、男性の頭部はそれほど赤くなっていません。胸の傷口から出血したため体内に血液がそれほど残されていなかったことが原因かと思われました。

男性の胸を切開して胸腔内を見ると、心臓に3か所、刺された痕がありました。そのうちの一つは、心臓の真ん中より少し上のところを心臓の前から後ろへ刺し貫いていたのです。残りの二つの傷も心臓の前側の筋肉を刺し貫いて心臓の中まで深く達していました。

私は心臓の傷を見て、「自殺にしては、だいぶんおかしなことになってきた」と思いました。警察は男性が自殺したものと考えていますが、自殺であれば、致命傷は一つのはずです。致命傷ができた時点で、自分でその後、また致命傷になるような傷を作ることは難しいからです。致命傷になる傷を自分で三つも続けて作ることは不可能と思われました。

心臓を3回刺してから、首を吊る場所まで移動することも困難です。心臓を3か所も深く刺せば、その場から動くことさえ難しいのが普通です。

その後、警察が捜査した結果、男性の死は他殺と判明しました。男性は、確かに首を吊ろうとしていました。その現場を見つけた父親が包丁で胸を刺したのだといいます。男性の父親は何かと問題をおこす息子のことで困っていたのかもしれません。あるいは、長く精神の病を患っている息子の今後を悲観したのかもしれません。刺した包丁は父親が隠していたそうです。

息子が首を吊ろうとしているのを見つけたときの父親の気持ちはどのようなものだったのでしょうか。

息子を刺したことは犯罪です。私が解剖して警察へ提出した解剖結果には、息子の体にできた傷や死因が書かれていて、それらは解剖結果として、裁判所の資料になったでしょう。

しかし、いつもこのような事件に接する度に、「こうなる前に何とかならなかったのか」と私は思うのです。

コラム

法医学と精神科

大学の医学部には、診療や研究、学生の教育のための病院があります。そこは臨床と呼ばれている分野です。内科や外科、産婦人科、小児科、耳鼻咽喉科などいろいろな診療科があります。もちろん、生きた患者さんを扱っています。

これに対して法医学は、亡くなった人を対象としています。ただし、法医学が生きている人を扱わないということではありません。ときには、傷のでき方などについて診断することもあります。

しかしそうはいっても、ほとんどが死んだ人を対象とする研究です。そういった意味では、法医学は医学の中では特殊な分野といえるでしょう。

さて、法医学にとって、臨床の中で一番なじみがある診療科は精神科です。少なくとも私はそのように感じています。

「なぜ、精神科なんだ。精神科の治療をしていても法医学との接点など感じたことはない」

と、精神科の医師はいうかもしれません。

しかし、法医学では精神科の病気を患う人たちを解剖することが多いのです。私の施設では、解剖台に運ばれて来る人のうちの約3割が精神科の治療を受けていました。そのことを私が勤める大学の精神科の医師に伝えると、意外そうな顔をされました。

私は年間に200から300人を解剖しています。ということは、年間実に60から100人くらいの精神科の患者さんを解剖していることになるのです。

私が解剖した精神科の通院歴がある人の中には、病気で亡くなった人もいます。犯罪の被害者として亡くなった人もいます。他殺で亡くなった人の四人に一人ぐらいは精神科に通っている患者さんでした。

精神疾患の患者さんの中には、処方されていた薬を一度に多量に服用して自殺する人もいます。法医学の現場で、精神科の患者さんの死を見ていると、精神疾患を持っている人を取り巻く環境に大きな問題があるように思われてなりません。

精神疾患を持つ患者を抱える家族が社会から孤立していることが、事件を引きおこす要因になり、問題を深刻にしているように思えてなりません。

「妻は認知症」と信じた夫の無理心中の意外な真相

一家心中した家族の遺体が運ばれてくることがあります。また、子どもの病気を悲観したり、介護に疲れたりして心中する場合もあります。

その夫婦はともに70代。妻が認知症だったとのことです。介護をしていた夫が、「介護に疲れた」と書き置きを残して首を吊って亡くなっていたのです。同じ家で亡くなっていた妻の首には紐《ひも》で絞められた痕がありました。

こうした場合、遺書があって、夫が首を吊って自殺したことは明らかなので、夫の遺体は解剖しません。死因を「自殺」として死体検案書を作成します。妻のほうはそういうわけにはいきません。「被疑者を夫とした殺人事件の被害者」となります。死因を決めるためにたいていは解剖することになります。

妻の顔を見ると赤くうっ血しています。首には紐の痕が残っています。加害者は夫だとわかっていて、その人はすでに亡くなっています。動機も判明していません。解剖することが社会的に必要なこととわかっていても、「この上解剖して何になるのだろう」と感じることがあります。二人は生き返るわけではありませんし、犯人が逮捕できるというわけでもありません。

しかし、この二人の場合は、解剖することで意外な事実がわかりました。

妻は認知症だということでしたが、解剖しても脳の萎縮が見られないのです。人の脳の重さは1400グラムくらいです。認知症を患っている人の脳は萎縮していて、重さが1200グラムに達しないこともあります。しかし、この妻の脳は萎縮などしておらず、重さも普通の人とほとんど変わりがありませんでした。「脳が小さくなっていない。認知症にしては少しおかしいな」。そう思いながら、頭蓋骨の中から取り出した脳をまな板の上に載せて脳刀という長さ40センチメートルほどある包丁で切ってみました。驚いたことに、脳の中にはピンポン球ほどの大きさのうす茶色のがんの病巣がいくつもできていたのです。

夫は「妻は認知症だ」と信じて介護を続けていたそうです。しかし、実は、妻の認知症の症状は脳にできたがんが原因だったのです。解剖を続けると、脳のがんは肺がんが脳に転移したものだとわかりました。

もの忘れするようになった妻のようすを見て、認知症のせいだと夫が考えたのはしかたがありません。それほど最近は認知症が身近になっています。高齢者の異常は認知症と診断されることが多いのです。実際、夫は妻を近くの病院に連れていきましたが、病院ではがんと診断できていませんでした。

頭部のCT検査をすれば簡単に診断はついたはずですが、病院はいきなり検査はせず、経過を見たのかもしれません。

もし、妻の異変が認知症でなくてがんが原因だとわかっていたら、夫は妻に手をかけたでしょうか。妻がそう遠くない将来に病気で亡くなるとわかっていたら、妻の将来を悲観はしても、首を絞めたりしなかったのではないでしょうか。自ら命を絶つこともなかったでしょう。

私は解剖室の隣の部屋で待っている遺族に、この事実をどう伝えたらよいのだろうかと悩みました。

私にできることは、こうした不幸な死を迎えた二人のことをここに書くことだけです。だれかに知ってもらったからといって、二人の死はもはやどうしようもありません。でも、読者の中に二人に思いを寄せる人がいてくれれば、私がここで二人のことを書いた目的は遂げられたことになります。

高齢者が自分たちだけで考えても、問題が深刻になるだけかもしれません。まわりの人や行政に関わる人などに連絡をとってみるということが役に立つのではないかと思います。

わが子の命を奪った小さな傷の放置

女の子の足は腫《は》れ上がって膿《うみ》が漏れ出しています。傷口が細菌に感染しているとすぐにわかりました。

亡くなったのは小学校低学年の女の子です。両親と弟の四人で暮らしていました。母親が娘の体調が悪いのに気づいて救急車を呼んだのですが、救急隊員が家に到着したときには女の子はもう亡くなっていたということです。

見ると、左足の膝のあたりに白い包帯がぐるぐると巻かれていました。それ以外に女の子に目立った傷はありません。足に巻かれた包帯をはさみで切ってみると、食品包装用のラップフィルムがぐるぐると巻かれていました。

包帯とラップフィルムをすべて取り除いて見ると、赤く腫れています。皮膚の一部には孔があいていて、そこから黄色い膿が顔を出していました。膿は細菌が体の中で白血球と戦ったことを示しています。

臓器を観察しましたが、死因に関係するような異常は見つかりませんでした。解剖が終わった後、採っておいた血液の中に細菌がいるかどうかを検査しました。血液培養検査といいます。検査すれば、細菌がいるのかどうか、いるならどんな種類の細菌なのかがわかります。

検査の結果、女児の血液には、黄色ブドウ球菌という細菌が増えていることがわかりました。黄色ブドウ球菌は、体の皮膚や鼻の中にいつも住んでいる細菌です。普通なら病気になることはありません。

しかし、この女児は、足の傷口からこの細菌が侵入して全身に運ばれてしまいました。血液から細菌が見つかったということは、全身に黄色ブドウ球菌が広がっていることを意味しています。

彼女の死因は「敗血症《はいけつしょう》」といいます。全身を細菌で冒される病気を敗血症といい、死に至ることもある重篤な病気です。

この解剖は「司法解剖」として行われました。つまり、未成年の子どもに保護者が適切な保護責任を果たしたのかどうかを問う、犯罪捜査の一環として解剖が行われたことになります。

警察の捜査によると、女の子は亡くなる3週間ほど前に遊んでいて膝のあたりをコンクリートブロックにぶつけたといいます。出血していたので、母親は包帯を巻いたのですが、そのまま放っておいたため、患部から細菌が全身に広がって「敗血症」を引きおこしたのです。亡くなるまでの3週間、足にできた傷を消毒したり、病院に受診させたりしていれば、女の子は死なずにすんだのです。

適切な処置を受けずに亡くなったまだ小さな子どもさんを思うとやりきれない思いがします。親の責任は司法が問うことになりますが、子どもは親を選べないとつくづく感じ、後味の悪い解剖になりました。

虐待死か病死か、解剖してわかる死因

その日の解剖室にはいつもより多くの警察官がかけつけていました。

解剖することになったのは6歳の男児です。家で兄と遊んでいるときに、突然後ろ向きに倒れたと親はいっています。救急搬送された病院は、検査結果から死因を「くも膜下出血」と診断しました。脳の表面は「くも膜」という透明な膜で覆われています。くも膜と脳の表面の間におきる出血を「くも膜下出血」といいます。「くも膜下出血」には、2種類あります。一つは、脳の底にある動脈に生まれつき小さな瘤《こぶ》ができていて、それがあるとき破れて出血するもの。もう一つは、交通事故などで頭をぶつけたときの外傷が原因でおきるものです。

病院では死因を「くも膜下出血」と診断したものの、その原因が病気なのか、外傷なのかがわかりませんでした。警察はそれを調べるために解剖することにし

たのです。

6歳くらいの年齢の子どもに「くも膜下出血」という病気がおきることは珍しいことです。親の虐待などが原因でくも膜下出血がおこったのではないかと病院の医師は疑ったのです。

医師には、虐待が疑われるときは児童相談所に届け出る義務があります。この男児には兄と弟がいることから、兄弟も虐待されている可能性があるため厳密に捜査する必要があったのです。

この日のギャラリーが多いのはそのためでした。私自身も、子どもの「くも膜下出血」の経験がなかったため、虐待を疑っていました。

しかし、男児の頭を見ても、傷はありません。虐待された子は食事を十分には与えられず、体重が軽いことが多いのですが、男児の体重は同年齢の子と比べて異常がありませんでした。

虐待と診断するとき、疑うのは亡くなった子の親になります。それ相応の根拠がなければ親の責任を問うことはできません。慎重に解剖する必要があるのです。

頭蓋骨をあけて脳の表面を見ると、赤い「くも膜下出血」が広がっていました。どこの血管が破れたのか、脳の底にある動脈を観察しようと、脳を頭蓋骨から取り出そうとしたとき、いままで見たことがない、異常な血管が目に入ってきました。血管がとぐろを巻いていたのです。普通であれば血管は真っ直ぐに伸びているのですが、何本もの細い血管が曲がりくねっていました。この血管の状態だと破れやすく、何かの拍子に出血したのだとわかりました。生まれたときから男の子には血管の異常があったのです。男児の「くも膜下出血」は病気でおこったことがわかりました。

男児が亡くなったことは痛ましいことではありますが、虐待で亡くなったのではないことがわかって、私はほっとしました。緊張して待機している警察の人に、「病死でした」と伝えると警察の人たちもほっとしたようすでした。

虐待が疑われた解剖で、「虐待ではない」とはっきり診断できるとはかぎりません。以前、親が「タンスの上から転落した」という子どもを解剖したことがあります。子どもの体には、脳の出血以外に目立った傷はなかったので、虐待とまで言い切れませんでした。

数年後、その子の弟が亡くなり、やはり虐待を疑われて解剖になったと警察の人から聞きました。あのとき、私が解剖した子どもは、本当は虐待されていたのではないのか、そう思わずにはおれませんでした。解剖するときはできるだけのことをするのですが、死因まではわかっても、その原因が事故なのか、虐待なのかを区別することは難しいのです。私たちは神様ではなく、やれることには限界がある。そう思わざるを得ないときがあります。

川の中から発見された骨の持ち主

「骨が2本、川の中で見つかったので、持っていってもよいですか」

警察からそんな電話がかかってきました。

「持ってくるのはいいけど、見てどうすればよいの？」

私はわざとらしく聞いてみました。骨を見てどうすればよいのかは、聞かなくてもわかっているのです。警察は、発見された骨が人のものかどうかを知りたいのです。もし、それが人の骨であれば「死体遺棄事件」としてすぐに捜査を始めなければなりません。

私がわざわざ「どうすればよいの？」と聞いたのには理由がありました。電話のあった数日前にも、同じ警察署管内の別の場所で骨が発見されていたからです。そのとき、警察は、20本ほどの骨を持ってきました。私たちは、「これは、もしや、バラバラ殺人事件か」と緊張したのですが、警察が持ってきた骨を見て人骨ではないとすぐにわかりました。それは豚の骨でした。おそらく、ラーメンのスープを取るときに使って不要になった骨を川に捨てたようです。

ちなみに豚の骨を見れば、それが体のどこの骨かがわかります。骨の形がヒトとよく似ているからです。形は似ていても、太さや縦と横の骨の長さの割合が違います。豚の足の骨は太くて短い印象です。豚の骨を見ると豚もヒトと同じ哺乳類なのだと親近感を覚えます。

そんなことがあったので、警察がまた持ってくる骨も豚の骨ではないかと思っていたのですが、運び込まれた骨を見ると人骨とわかりました。

1本は上腕骨《じょうわんこつ》（肩から肘までの骨）。もう1本は脛骨《けいこつ》（膝から下の骨）です。川の近くに住む人が発見して警察へ通報したとのことです。すぐに、警察は「被疑者不詳の死体遺棄事件」として捜査を始めたのでした。

たった2本の骨からでもわかることはたくさんあります。

骨の長さを測れば身長が推定できます。法医学では、骨の長さから身長を推定する計算式が知られています。それによると、亡くなった人の身長は約140センチメートルと判明しました。

性別もわかります。男女で形状が異なる骨がいくつかあります。頭蓋骨があれば、性別を判断することはそれほど難しくはありません。けれども、脛骨と上腕骨だけでは男女を区別するのは難しいのです。しかし最近では、DNA検査をすれば男女を区別することができます。骨には、DNAがぎっしりつまっているので、一部を切り取って、警察の科学捜査研究所で鑑定したところ、骨は女性のものだとわかりました。

骨の断面を観察すれば年齢が推定できます。若ければ骨の中に骨髄がぎっしりとつまっていますが、高齢者ではスカスカになっているからです。いまのところ、DNAから年齢を推定することは難しいようです。

推定した身長が140センチメートルと、かなり低かったので、骨の主は子どもではないかと疑いました。ですがレントゲン写真を撮ると、成長途中の子どもの骨に特有の「骨端線」が写らなかったことから、子どもの骨ではないことがわかりました。

警察は解剖と同時に現場の捜査を続けています。

骨が発見された場所の川幅は約5メートルです。水深もせいぜい50センチメートルしかありません。現場は河口から500メートルほどのところにありました。警察は、川の中で横一直線に並んで、残りの骨はないか、河口まで歩いて川の中を捜索しました。

すると、驚くべきことに、200個以上の骨が見つかったのです。頭蓋骨は、最後まで見つかりませんでした。

「200個くらい骨が見つかりました。これから持っていきます」と、警察の人が電話をかけてきたので、私は、「どうぞ、持ってきてください」と気楽に答えたものの、「骨が200個もあると、これは大変な作業になるかもしれない」と覚悟を決めました。

持ち込まれた骨を解剖台の上に並べてみると、ほとんどの骨は、人のものではない、とすぐにわかりました。人骨と形は似てはいますが、骨の上下と左右の幅の割合を見ると、人のものではありません。しかし、人骨と区別がつかない骨が一つだけありました。それは肋骨でした。

このようなとき、法医学ではＤＮＡ検査をして人骨かどうかを判別する、「人獣鑑別《じんじゅうかんべつ》」を行います。人にしかないＤＮＡの配列が検出されれば、人の骨ということになるからです。検査の結果、見つかった肋骨は人の骨で、しかも最初に見つかった2本の骨と同じ人の骨だということがわかりました。

その後の捜査で、骨は発見現場近くに住む80代の女性のものだとわかりました。女性は夫と二人で暮らしていました。夫の証言では、女性は病気で寝たきりでしたが、何かの原因で亡くなったということでした。夫は、遺体を切断して川に捨てたといいます。

法医学で骨を見ることは多く、骨から性別や年齢、身長などが判明することは多いのですが、骨だけを見て死因を特定することはさすがに難しいのです。この女性が病気で亡くなったのか、それとも殺されたのかを判別することはできませんでした。

殺害の意思が疑われる多数の顔の傷

解剖台に運ばれてきた遺体は70代の男性とその妻。夫婦の顔には刃物で刺された痕がそれぞれ10個以上もできていました。おびただしい傷痕を見て、私は「どうしてこんなことがおこったのだろうか」と思いました。警察の話によると、二人は息子に包丁で刺されたのだといいます。

法医学では、包丁などの尖《とが》った凶器で刺されてできた傷のことを「刺創《しそう》」と呼びます。日本で人を殺害する方法として最も多いのは絞頸（首を絞めること）ですが、次に多いのが刺創です。

包丁やナイフで刺された人は、なぜ死ぬのでしょうか。

刺創の死因として多いのは、失血死です。傷から血液が失われることで、酸素や栄養分が脳などの臓器に供給されなくなり、生命を保持することができなくなって死に至ります。

私たちは遺体の多数の傷の痕を記録していきました。傷のすべてに番号をつけ写真を撮ります。一つずつ、どこを、どちら向きに、どれぐらいの深さで刺されているのかを黙々と記録していきます。あえて何も考えず、ロボットになったような気持ちで機械的に作業を続けます。

「法医学の仕事とは、まず遺体を正確に記録することだ。なぜといったことを考えるのは警察のやることなのだ」と、遺体を解剖するときは、いつも自分にそう言い聞かせます。

解剖が終わったとき、私は「死体検案書」の死因を書く欄に、「出血性ショック」と記入しました。血液が失われて短時間のうちに亡くなったなら「失血死」ですが、亡くなるまでにやや時間がかかった場合は、「出血性ショック」としています。

この夫婦の場合、二人とも首にある細い動脈に傷ができていました。出血がじわじわと続いて亡くなったと考えられます。不思議なことに首にある一番太い頸動脈は刺されていませんでした。ここが切れていれば、すぐに意識がなくなって死に至ります。その場合は死因が「失血死」だったでしょう。

二人の傷の具合を見ると、血液が失われてゆく速さがそれほどでもなかったと考えられたため、死因を「失血死」ではなく、「出血性ショック」にしました。

顔を何回も執拗《しつよう》に刺すという行為は何を意味するのでしょうか。私は犯罪心理の専門家ではないので詳しいことはわかりませんが、夫婦の顔にできた傷の痕を記録しながら、ふと、犯人の息子は両親を本当に殺したかったのだろうかと考えたのです。

本当に殺害したければ、胸や腹を刺すはずです。顔に大きな血管はありません。顔を刺しても死に至らないことぐらいわかりそうなものです。何回も顔を傷つけるという行為は、相手に強い恨みがあったことを意味するのかもしれません。しかし一方で、胸や腹を刺さなかったわけですから、犯人は本当のところ、両親を殺したくなかったのではないか、そのようにも思えたのでした。しかしそれを調べるのは警察の仕事で、私の領域ではないのです。

コラム

人はどのくらいの血液を失うと死に至るのか

血管の中を流れる血液の量は、年齢によって違うのですが、概して体重の13分の1くらいだといわれています。体重が65キログラムの人であれば、5キログラム、つまり5リットルほどの血液が体に流れていることになります。この血液量の3分の1が失われれば、命が危険になるといわれています。

どのくらいの血液が体から失われたときに、死に至るかは出血した量だけでなく、血液が体から失われていく速さによっても変わってきます。

刺創でできた傷から出血する場合、じわじわとゆっくり出血が進んだときには、体は出血に対してある程度適応できます。脳などの重要な臓器の機能を保つために、心臓の拍動（心拍数）を増やすことができるからです。しかし、大きな血管（動脈）が切断されたときには、血液が失われていくスピードはとても速くなります。心臓が拍動を増やしたところで、対応することができません。このような場合は、出血が始まってから早い段階で、つまり出血量が少ない時点で、死亡することになります。

法医学教室を訪ねてきた殺人事件の真犯人

かつて私は、師匠から、

「法医解剖医は、遺族とまったく言葉をかわしてはいけないというわけではないが、警察の捜査に支障になることは遺族には話さないほうがよい」

と教えられました。

どの仕事でも同じだと思いますが、師匠のいうことは絶対です。そこで私はいまでも解剖してわかったことは、直接遺族にいわず、極力、警察を通して説明してもらうようにしています。

司法解剖は、「刑事訴訟法」という法律に基づいて行われます。警察は、遺体を調べて解剖する必要があると判断すると、裁判所に訴え出ます。裁判所がそれを認めたときにはじめて解剖が行われます。警察が解剖したいと思っただけでは解剖はできません。裁判官という、捜査機関から独立した中立の立場にいる人が、解剖する必要が本当にあるのかどうかを判断するのです。裁判所が解剖することを許可した書類は、「鑑定処分許可状」と呼ばれます。一般の人には、「令状」といったほうがわかりやすいかもしれません。

テレビドラマで、だれかの家の捜索をする場面がありますが、警察の人が、玄関で一枚の紙切れを見せるはずです。それが令状です。部屋の捜索をしてもよいと裁判所が認めた書類です。法医解剖医は、裁判所から発行された令状を受け取ってからでないと解剖することはできません。

ちなみに、法医学をテーマにしたテレビドラマを観ていると、法医解剖医が警察の人と一緒に事件現場に出向いて事件を捜査したり、後に犯人とわかる人としゃべったりしていますが、それはあくまでテレビ上の演出で、そのようなことはしていません。

法医解剖医が、犯人と顔を合わすことはほぼありません。解剖後、解剖室の外で待っていた遺族が実は犯人だった、という可能性はあるかもしれませんが、それも極めて稀なことでしょう。

しかし、私はかつて1度だけ犯人と言葉をかわしたことがあります。

私が解剖した人が勤めていた会社の上司が、亡くなった人の「死体検案書」がほしいといって、私が勤務する大学にきたのです。法医学教室の事務室でその上司と話しました。「死体検案書は遺族にしか渡せないので、遺族の許可をもらってきてください」とその上司に告げました。

実は彼こそが被害者を殺した犯人だったのです。

部下であった男性に会社を受取人とした多額の生命保険をかけた上で、男性を殺すようほかの人に依頼していました。依頼を受けた男は、男性を自動車でひいて殺害しました。

保険金を受け取るためには亡くなった人の死体検案書が必要です。そこで犯人は私のところまでやってきたのです。

もちろん、死体検案書は渡されず、その後、犯人が法医学教室にくることはありませんでした。警察の捜査で事実がすべて明らかになり、逮捕される寸前、その上司は自殺したと聞きました。

部下の男性は、車でひかれて死亡しました。私が書いた「死体検案書」の死因欄には「肋骨の多発骨折による失血死」と記入されていました。

法医解剖医は解剖して死因を診断することはできますが、男性の死が、不慮の事故なのか、殺害されたのかを判別することは困難です。その判断は警察の捜査にゆだねられることになります。

自宅での不審死の真相

交通事故では、事故が発生したときに死因に関係するような損傷が生じているのに、すぐには症状が現れず、時間が経ってから急に体調が悪くなって亡くなる場合があります。このような遺体が運ばれてきたときは、交通事故がその人の死に関係していることを想定すること自体が難しいのです。

これには、警察で検視を担当する部署の問題、つまり警察組織の問題も関係しています。

死亡時にははっきりと病死だと言い切れない場合、医師は死亡診断書（死体検案書）をすぐに遺族に発行せず、警察に届け出なければならないと「医師法」で定められています。「異状死体の届け出の義務」と呼ばれるものです。

異状死体として警察に届け出があった場合、警察は必ず検視を行います。亡くなった経緯などを捜査して、解剖が必要と判断すれば、裁判所に令状を申請した上で、法医解剖医に解剖を依頼します。

このとき、検視を行うのは「検視官」と呼ばれる人たちです。警察組織の中では刑事課に属しています。

しかし、交通事故が絡む異状死体の検視を行うのは検視官ではありません。交通事故捜査に関する課の専門職員が対応します。交通事故の捜査には高度の専門性が要求されます。たとえば、ひき逃げ事件の場合などは事故の発生状況から加害車両の特定までの捜査が綿密に行われます。

交通事故捜査の専門職員が交通事故現場の捜査を行うことには何の問題もないのですが、交通事故の際に受けた損傷が原因で事故から数日経って自宅で死亡したような場合は、検視するのは刑事課の検視官ということになります。刑事課の検視官は検視するとき、交通事故が関係していると考えるのは難しいのです。

解剖して初めて、自宅で亡くなった人の死因が交通事故だったとわかることがあります。担当の検視官に「交通事故が原因だ」と説明して、とても驚かれることがありました。

運転者は故意に人ごみにつっこんだのか

交通事故で亡くなった人をすべて解剖しているわけではありません。警察が、解剖が必要だと判断した場合にだけ解剖が行われます。

以前、大阪の梅田駅近くの路上で、停車していた車が急発進し、交差点を越えて直進して歩行者を次々に撥《は》ね飛ばしたことがありました。被害者の何人かは亡くなりました。最近は世界各地でテロが発生しています。車を意図的に人ごみに突入させる行為である可能性も疑われましたが、この案件は実際にはテロ事件ではありませんでした。

運転者を解剖すると、事故の直前に、突然死をおこす病気である「大動脈解《だいどうみゃくかい》離《り》」を発症して亡くなっていたことがわかったのです。大動脈解離とは胸の太い大動脈の膜が裂けて出血する病気です。これは事件ではなく、病死したドライバーによる事故だったということになります。

もし、運転者が脇見運転や飲酒運転で事故をおこしたのなら罪は重いのでしょうが、病気で急死した後の事故となると、運転者の責任といえるかどうかは難しい問題になります。

今後は高齢の運転者がさらに増えることでしょう。運転中に大動脈解離だけでなく、心筋梗塞や脳出血などをおこす人が増えると予測されます。認知症を疑われる運転者の事故も最近では報道されています。高齢者だけでなく、糖尿病患者が低血糖発作をおこしたり、てんかんの持病がある人が運転中に発作をおこしたりすることもあります。事故の原因が何かを明確にするためには解剖することが必要なのです。

交通事故で亡くなった人が生命保険の被保険者であるような場合も、それが事故によるものか、病気によるものかを、診断しておいたほうがよいことになります。生命保険の契約では、死亡の原因が交通事故の場合に、遺族が受け取る保険金について特約がついている場合があります。

運転中の事故や病気で死亡した場合、職場への出勤や帰宅の途中であったというのなら、労災保険の対象になります。遺族への対応が異なることがありますので、こうした場合も、解剖して死因をはっきりさせておいたほうがよいのです。

未来永劫、犯人を追いつめ続けるDNAの力

2010年4月27日、「刑法及び刑事訴訟法の一部を改正する法律」によって、殺人罪など「人を死亡させた罪」について、時効が消失もしくは延長されるように法律が改正されました。

改正前は殺人罪の時効は25年で、犯人が事件後に25年間逃げ切れば、処罰され

ることはありませんでした。しかし、この法律改正によって、時効は消失し、法律改正時点で時効が完成していなければ、たとえ犯罪が改正法の施行前に犯されていたとしても、改正後の時効に関する規定が適用されるようになりました。

殺人罪だけではなく、傷害致死罪の時効もこれまでの10年から20年へと延長され、強姦《ごうかん》致死罪についても同様に、15年だった時効が30年となりました。法律が改正された理由は、「身内が殺されたのに、一定期間が過ぎたからといって無罪放免になるのは納得できない」という遺族の感情が考慮されたこともあると思います。しかし、それと同時に、DNAを用いれば、事件後犯人を特定することが永久に可能となったこともこの法律改正に関係していると思われます。

現在の科学では、現場に犯人のものとわかっている証拠物があり、そこから犯人のDNAが手に入りさえすれば、犯人かどうか判断することが永久に可能となりました。

2004年（平成16年）に茨城県の女子大学生が殺害された事件について、遺体に付着していたＤＮＡの型が容疑者のものと一致したとして、事件から13年後の２０１７年（平成29年）、「殺人」と「強姦致死」の疑いで容疑者が逮捕されました。

いまもどこかに「体液さえ残していなければ大丈夫だ。見つかることはない」とタカをくくっている犯人がいるかもしれませんが、自分のＤＮＡを犯罪現場から完全になくすなどということはできません。犯行現場のどこかを手で触っていれば、そこにはＤＮＡがベタベタとついているのです。首にロープを巻いて殺害した場合、そのロープにはべっとりと犯人のＤＮＡが付着しています。その証拠物はすべて警察が保存しています。たとえ犯人が死んだとしても、死んだ後も未来永劫、犯人を特定する手段が残っていることになります。この世で逃げ切れても、あの世へ行ってからも捜査は続けられます。犯人は、死んだ後も安心できなくなりました。

ミイラ化した遺体。警察の周辺捜査で立証へ

数年前の6月、あるJRの駅近くの廃材置き場に停まっていた軽ワゴン車の中から、毛布に包《くる》まれた遺体が発見されました。「被疑者不詳の死体遺棄事件」として司法解剖が行われることになりました。

解剖台の上に運びこまれた遺体は30代くらいの男性です。皮膚はミイラ化していて硬く、茶色や黒色になっていました。遺体が発見されたのは6月ですが、亡くなったのは前の年の12月からその年の2月頃と思われました。気温が高い時期に亡くなっていれば、遺体は腐敗しているはずです。しかし、この遺体は腐敗せずミイラ化しているため、亡くなったのは腐敗が進みにくい冬ではないかと推測したのです。

ミイラ化した遺体の皮膚は硬く、メスを入れようとしてもなかなか入りません。

それでも、臓器を観察できるところまで解剖を進めると、腹の中にあるはずの臓器はあとかたもなく消えていました。代わりにいたのはカツオブシムシという昆虫で、山のようにむらがって遺体を食べていました。この昆虫は乾燥した遺体が大好物なのです。

臓器はなくても骨は残っています。頭蓋骨や肋骨に骨折した痕は見つかりません。前額部《ぜんがくぶ》の頭皮の裏側に赤い変色が見つかりました。皮膚の外側はミイラ化して赤色はわからなくなっていましたが、皮膚の裏側はまだ白っぽかったので、赤いところがわかったのです。生きているときに打撲しなければ、出血はおきません。前額部が赤く変色しているのは、この男性が生きているうちに頭に何かがぶつかったことを示しています。

頭蓋骨をあけると、脳はドロドロに溶けていました。血の固まりがないところをみると大きな出血はなかったとわかります。脳に死因になるような大きな出血があれば、たとえ脳が溶けた後でも赤い出血の固まりは残っているはずだからです。

解剖が終わったとき、死因はわかりませんでした。わかったのは、男性は生きているうちに頭を何かにぶつけたけれど、頭の中では出血せず、頭の打撲は男性の死に関係なかったということです。

私は、死体検案書の死因を書くところに、「不詳（高度ミイラ化のため）」と記入しました。臓器がなくなってしまっているのですから、死因を決められないのもしかたありません。

同時期に、アメリカの救急現場の症例を集めた報告書を友人の医師が私に送ってくれました。救急現場には交通事故などで体のあちこちを打撲した患者が運ばれてきます。この報告書には、どのくらい大きな皮下出血がおきれば死に至るのかが書かれていました。打撲されると筋肉が損傷を受けます。筋肉からミオグロビンというタンパク質が漏れ出し、血液の流れに乗って全身を循環し、腎臓の機能に障害を与えます。治療しなければ腎不全で死亡することになります。報告書には全身の面積の約30パーセント以上の皮膚に皮下出血がおきた場合、死に至ることがあると書かれていました。

警察は解剖で「死因不詳」となった後も捜査を続けました。男性は発見された車の持ち主から借金をしていて、取り立てられるとき、殴る蹴るの暴行を受けていたことが判明しました。頭皮の裏の出血はおそらくそのときにできたものと推測されました。解剖の結果では頭の打撲は死因とは関係ないことがわかっています。男性の皮膚に、体表面積の30パーセントくらいの皮下出血ができていたことが証明されれば、報告書をもとに被害者の死因が立証できます。しかし、遺体はミイラ化していて証拠になるようなものはすべて失われています。

警察は、被害者の知人の目撃証言を取ることにしました。知人は被害者と一緒に入浴したとき、体のあちこちに皮下出血ができているのを見ていました。体のどのあたりに、どれぐらいの大きさの皮下出血があったのかを調べたのです。

その結果、被害者の体の約30パーセントに皮下出血ができていたことが判明しました。男性が高齢であれば、心筋硬塞や脳出血などの病気で亡くなった可能性もありますが、被害者は30代と若く、病気で突然死する可能性は限られていました。

報告書に基づいて、最終的に男性の死因は、「全身打撲でおこった皮下出血による腎不全」ということになりました。「傷害」ではなく「傷害致死」として加害者が逮捕され、裁判が行われました。

死後、時間が経過して遺体が腐敗したり、ミイラ化したりすると解剖しても死因を決めることは困難です。しかし、稀なことですが、警察の捜査によって死因を確定できる場合もあります。

コラム

人を損壊する生き物

ウジ、カツオブシムシ、シデムシ、アリ、ゴキブリ、ニセスナホリムシ、エビ、カニ、サメ、カラス、ネズミ、ネコ、イヌ、キツネ、タヌキ、アライグマ、イノシシ、ウマ、ゾウ、クマ、ヒト。これらは、人を殺害もしくは死体を損壊することがある生物の名前です。このうちニセスナホリムシ、エビ、カニ、サメが水中生物で、残りはすべて陸上生物です。

この中で生きている人に直接害を及ぼすのはサメ、イノシシ、ウマ、ゾウ、クマ、ヒトでしょう。私は実際に解剖をしたことはありませんが、イヌも生きているヒトを襲って死亡させることがあります。

生きているヒトを食べ物と認識して襲うことがあるのは、水中生物ではサメで、陸上生物ではクマです。私のいる地方では、サメに食われて殺されたという話題はあまり聞きませんが、もっと暖かい地方では、そうした被害者のことが話題となることがあります。

山菜取りに山に入った人がクマに襲われて亡くなるという事件がテレビで放送されることがあります。クマはヒトを食料として襲うことがあります。クマに襲われて亡くなった人に関する報告例によると、太ももがきれいに食べられていたということです。

先に挙げた生物のうち、ヒトを食べないのはウマとゾウ、そしてヒトです。

かつて、厩舎《きゅうしゃ》で働いていた職員の遺体を解剖したことがあります。その職員はウマに蹴られ、肺を損傷して亡くなったのです。

また、動物園で飼われていたゾウが暴れ出したこともあります。職員がゾウに投げ飛ばされ、打撲が原因で亡くなりました。

しかし、ウマやゾウはヒトを食べようとしたわけではありません。ウマとゾウは草食動物なので、ヒトを食べ物と認識していないからです。

イノシシは、都市部でも少し山のほうへ行けばたくさんいます。食べ物を入れたレジ袋を手に持っていると、イノシシが餌と思って近寄ってきます。食べ物をイノシシに与える人がいるので、イノシシも人に近寄ってくるようになったのです。イノシシは、ヒトを食べ物として認識してはいませんが、子がいるイノシシは気が立っているため、突進してくることがあります。法医学者の羽竹勝彦《はたけかつひこ》氏らは、イノシシの牙で体を突かれて失血死した人の解剖例を報告しています。イノシシに追いかけられて逃げる途中で、背後から膝の後ろを牙で刺されたようです。首も刺されていたので動脈が切れ、出血がひどく亡くなりました。亡くなった人の顔面の皮膚はなくなっていました。死後にイノシシが食べたのではないかと考えられています。

私のいま住んでいる近くには、国道2号線という幹線道路が東西方向に走っています。その2号線の下を流れるコンクリートで護岸された川の土手をイノシシの親子が山のほうから海のほうへとゆっくり南下しているのを見たことがあります。私が上から覗《のぞ》き込むと、イノシシの親が真下までやってきました。餌をもらえると思って寄ってきたのでしょう。

ヒトを損壊する生物で挙げなくてはいけないのはヒトです。ヒトは自分の犯行を隠すためにヒトを損壊します。水や土中に遺棄するためにバラバラにしたり、ゴミに出したりすることもあります。遺体は時間が経つと腐敗して臭いが発生し、周囲の人に疑われることになるからです。法医学者の井尻巌《いじりいわお》氏らは、火葬場に勤務する犯人が遺体を焼却炉で焼いてしまった例を報告しています。

昆虫が遺体を損壊することがあります。夏に運ばれてくる遺体の多くにはウジが付着しています。ウジは遺体を食べます。

遺体を食べる昆虫で代表的なのがカツオブシムシです。この虫は、乾燥してミイラ化した遺体を好みます。ミイラ化した遺体を解剖すると、胸や腹の中には成虫や幼虫とその死骸、カツオブシムシが食べたヒトの組織が茶褐色の粉になってカツオブシの粉のようにたまっています。

ニセスナホリムシは海中生物で、日本では太平洋沿岸に広く生息しています。黒色の節足動物で体長は約1センチメートル、体の幅が約0・5センチメートル。ニセスナホリムシによって顔面が24時間で完全に白骨化した例も報告されています。遺体はウジによってもかなり速く白骨化することがありますが、それでも1

か月程度かかることが多いことを考えると相当な速さといえます。

遺体の死後の腐敗の速度を表すものとして「カスパーの法則」が知られています。陸上における腐敗のスピードを1とすると、水中では2分の1、土中では8分の1になります。特殊な環境でなければ、水中の遺体は陸上の場合より、腐敗の進み方は遅いというのが一般的です。しかし、ニセスナホリムシがいるようなところでは、死後経過時間を推定するとき、この法則は役に立たないかもしれません。

このように法医学では、死後経過した時間を推定するとき、生物による遺体の損壊のことを考慮する必要があるのです。

第4章

解剖台の遺体が語る現代日本の課題

家族の中の孤独

私は解剖室に入ったらまず遺体を遠くから見るようにしています。遠くから見ると、遺体のどの辺りに傷が多くできているかとか、顔がほかのところより赤いかとかいうようなことがわかりやすいからです。解剖を始めると、そういった印象をとらえることが難しくなります。

その日、解剖室に運ばれてきたのは高齢の女性でした。

「おばあちゃんのようすがおかしい」

と家族が救急車を呼んだのですが、救急隊員が駆けつけたとき、すでに体は冷たくなって死後硬直が見られたということです。

警察から連絡を受けて警察医が現場に赴いて検査しました。警察医とは、警察から委託されて、警察業務を行う医師のことです。遺体を検査して異常があるかどうかを調べ、異常がなければ死体検案書を作成します。

警察医は女性の死に異常はないと診断しました。警察も特に犯罪性が見当たらないと判断したのですが、死因がわからないので解剖することになったのです。

女性の遺体を遠くから見たとき、特におかしな印象は受けませんでした。日頃女性は元気にしていたらしく、急死したのは何かの病気が原因だろうと思いながら解剖を始めました。

頸部の皮膚がところどころ赤くなっていました。窒息死の可能性があるかもしれないと考えました。窒息死した遺体では、圧迫されたところから頭側の皮膚が赤くうっ血するのが特徴です。頸部には心臓から脳へ血液を送る動脈と、脳の血液を心臓へと戻す静脈とが並んで走っています。静脈の壁は薄いので、頸部が絞められると静脈の流れはすぐに止まります。しかし、動脈は壁が厚いので、すぐには血流が止まりません。そのため、頭の血液は心臓に戻れなくなるのに、心臓から脳へは不完全ではあっても、動脈を通って血液が供給され続けます。頭や顔が赤くなるのはこのためです。

日本では人を殺害する方法として一番多いのが頸部の圧迫、つまり首を絞めるやり方です。頸部を数分間圧迫すれば、心臓から脳への血液の流れが止まり、窒息死します。こうしたこともあって、法医解剖医は必ず頸部を観察することになります。頸部をロープで絞められた場合、縄目の形がしっかりと皮膚の上に残ります。

この女性は絞殺されたのでしょうか。見ると頸部に傷はありますが、ロープの跡はありませんでした。

頭から足まで観察したところ、足の皮膚だけが赤くなっていました。この赤い色の変化は「死斑」と呼ばれるものです。人が亡くなれば必ず現れます。生きているときは、血液は血管の中を一定の方向へ流れています。しかし、心臓が止まるとその流れは止まり、違った方向へ流れ始めるのです。新たに血液が流れ始める方向は、地球の重力と一致する方向です。仰向けの状態で亡くなれば、胸や腹から背中のほうへ血液は移動し始めます。死後1時間もすれば背中に血液がたまり、皮膚が赤くなります。

女性の死斑は足にできていました。同居している家族の話によると、亡くなったときは仰向けに寝ていたということですが、そうならば背中に死斑ができているはずです。死斑が足のほうにできているということは、死んだときに立ったような状態だったということを意味しています。しかし、死んだ後に立っていることなどだれにもできそうにありません。

実は、この女性は首を吊って自殺したのです。死斑が体の背中にではなく、足にできていたのはそのためです。ロープの跡が首になかったのはタオルで首を吊っていたからだと、後に警察の捜査でわかりました。なぜ、同居する家族が自殺であるといわなかったかは正確にはわかりません。おそらく、近所の人に知られたくなかったからではないでしょうか。

最近、「孤独死」という言葉をよく耳にします。だれにも看取られず一人でひっそりと高齢者が亡くなるのが、ありふれた時代になりました。今後も一人暮らしの高齢者の数は増えていくと予想されています。

この女性は一人暮らしではありませんでした。同居する家族がいました。しかし、家ではいつも一人で食事をしていたそうです。

以前、「孤食」つまり、一人で食事を取っている人の「死亡リスク」についての記事を読んだことがあります。「一人暮らしで食事をしている」男性高齢者の死亡リスクは、「家族と一緒に食事をしている人」の1・2倍だそうです。でも「だれかと同居しているのに、一人で食事をしている」高齢者の死亡リスクは「家族と一緒に食事をしている人」の1・5倍になるそうです。

つまり、「一人暮らしで孤食している人」より、「同居しているのに孤食している人」の死亡リスクのほうが高いのです。同居家族がいるのに孤食しているほうが寂しさを感じるのかもしれません。世の中にたった一人だけしかいなければ、おそらく孤独など感じないのでしょう。そもそも、孤独などという言葉自体が存在しないかもしれません。哲学者の三木清は「孤独は一人の人間にあるのでなく、大勢の人間の『間《あいだ》』にある」といっています。孤独はほかの人との関係の中で感じるものなのです。この女性が自殺したのもそのあたりに原因があるようです。

不慮の死の背景にある認知症

80代男性の遺体には肩や肘、腰、膝に左右10センチメートルほどの赤いあざができていました。このあざが何かにぶつかってできたものなら、相当強くぶつかったに違いありません。しかし、もしそうであれば、ぶつかったところには出血だけでなく、表皮剝脱《ひょうひはくだつ》（皮膚の一部がはがれること）があるはずなのですが、見あたりません。

実はこの赤い変色は凍傷なのです。法医学で見る凍傷はたいてい、この男性のように、肩や肘、腰といった大きな関節の周囲にできているのが特徴です。

男性は大きな川のそばで倒れていました。持ち物がなく、身元がわからない状態で発見されました。発見されたとき、男性はほとんど裸の状態だったということです。脱いだ服は、倒れていたところの近くに散らばっていたといいます。

これは凍死した人にときどき見られる「奇異性脱衣《きいせいだつい》」と呼ばれる現象です。脳にある体温調節の中枢に異常が生じるといわれています。凍死するのに、本人は暑いと感じているようなのです。

男性の心臓を取り出すとき、血液の色に特徴が見つかりました。凍死した人の血液は、鮮やかな赤色になる性質があります。この色の変化は凍死した人に特徴的な所見で、診断価値が高いのです。男性の血液の色は赤く、死因は「凍死」ということになります。

男性はどうして一人で川のほとりにいたのでしょうか。急に何か病気の発作でもおきて動けなくなってしまったのでしょうか。

実はこの男性は発見現場からさほど遠くない家に住んでいました。凍死するほど寒かったのに帰宅できなかったのにはわけがありました。男性は、認知症を患っていたのです。過去にも何回か自宅を出て行方不明となったことがあり、このときも家族から警察へ捜索願いが出されていました。

最近では、認知症の人を解剖することが多くなりました。私たちの解剖室に運ばれてくる人の約5パーセントは認知症を患う人です。厚生労働省の調査によれば、超高齢社会を迎えて今後も認知症の人が増加すると予測されています。認知症の人が亡くなっているのは、海辺や河原などの水辺が多いといわれています。この男性も河原で亡くなっていました。自宅から行方不明になった認知症の人を探すときは、近くの水辺を探してみるとよいかもしれません。

かつては「徘徊《はいかい》」という言葉が認知症の人に使われていましたが、いまは使いません。認知症の人は家を出るときにはしっかりとした目的を持っています。わけがわからず歩き回っているのではないのです。途中で自分がどこにいるのかわからなくなって、家に帰ろうとするのですが、それができないのです。認知症の人の死を防ぐためには、認知症の人の行動の特徴を知ったり、近所の認知症の人の情報を社会の人も共有できたりすればよいと思います。

車の中で亡くなった2歳児

学生の頃、実習で小児科病棟を回りました。子どもが注射されて泣いている姿を見て、「自分は小児科には向かない」と感じました。解剖医になってからも、子どもの遺体にメスを入れるのは気が進みません。

2歳になったばかりの女児がやってきました。見ると栄養状態もよく、体は丸みを帯びてぷっくりとしています。外傷もありません。

最近は、子どもの虐待事件が多く、テレビで報道されることもあります。子どもが運ばれてきたときには、虐待を疑って診断しなくてはいけないのですが、この女児は体の外側を見る限り、虐待の可能性はないように見えました。解剖室にいる一同は皆、ほっとしました。

女の子の母親は、「自宅で体調が悪くなり、すぐに病院に運んだ」と警察に説明したそうです。病院に運んだのですが、到着したときには亡くなっていました。

運ばれてきたのは7月です。「熱中症」かどうかを調べる必要がありました。病院に運ばれてくる人が「熱中症」かどうか診断するのはそれほど難しくありません。体温を測ればよいのです。体温が40度もあれば熱中症だと診断できます。

しかし、亡くなった人が「熱中症」だったかどうかを診断することは難しいのです。遺体の体温を測っても診断の役には立ちません。解剖するときには体温は部屋の温度まで下がっています。解剖室で「熱中症」が死因かどうかを判断することはとても難しいのです。

では、法医学の現場ではどうやって「熱中症」と診断しているのでしょうか。

体温が上昇すると筋肉は熱で溶け出します。溶け出すといってもドロドロに流れ出すわけではありません。顕微鏡で見ると、異常がわかるのです。

「熱中症」が疑われるときは、腹の奥にある筋肉を少しだけ採っておきます。解剖の後で、その筋肉を特殊な染色液で染めて顕微鏡で見ます。普通なら一つ一つの丸い筋肉細胞が束になっていて赤く染色されるはずなのに、色が抜けたように変わっていることがあります。それが、筋肉が熱で溶けた証拠なのです。この女児の筋肉にもそのようなところが見つかりました。

女の子の血液は、ドロドロとしていました。血液をプラスチックチューブに入れて遠心機にかけると、血液を血球成分と液体成分に分けることができます。血液の体積に血球成分が占める割合のことを、ヘマトクリット値と呼びます。熱中症の場合、水分が抜けているのでヘマトクリット値が高くなるのです。この女児の場合も数値が異常に高く、熱中症だと診断しました。

その後の警察の捜査で、女児は自宅で体調を崩したのではなかったことがわかりました。母親は女児を連れて近くの商業施設に車で買い物に出かけたのですが、炎天下に駐車した車の中に女児を置いて買い物をしたのだといいます。買い物から戻ったとき、女の子のようすがおかしかったのだそうです。

死因が熱中症だとわかると、母親の責任が問われます。警察が捜査して裁判が行われることになります。私が書いた解剖の報告書は判決を決めるときの基礎資料になるのでしょう。

私がこの話をここで紹介するのは、この母親を責めるためではありません。このような身近なところに命の危険があることを皆さんに知ってもらいたいからです。子どもの解剖も多くしてきました。これ以上、子どもを解剖するのはもうたくさんだという思いからです。

眼球出血が語る、乳児虐待死の真相

「コッンコッン」とトンカチを使う音が解剖室に響きます。金属製のノミの取っ手をトンカチで叩く音です。トンカチは手術で骨を取り除くときにも使います。

外科の医師は、「トンカチ」とはいわず、「骨叩《こったた》き」と呼んでいます。叩いているのは生後3か月の女の赤ちゃんの頭蓋骨の底にある骨です。

両親が病院に連れてきたとき、すでに女の子の意識はありませんでした。父親は、「抱っこをしていたときに、手がすべって床に落としてしまった」と言ったそうです。

病院で頭部のCT検査をすると、出血していることがわかりました。赤ちゃんは頭蓋内の出血で亡くなったと、医師は診断しました。

解剖室にいる赤ちゃんの頭皮には、はっきりとした傷はできていません。身長や体重、内臓臓器にも異常は見つかりません。

胸の中にある心臓や肺などの臓器をすべて取り出して胸腔を空にすると、異常なところが目に入ってきました。胸腔の表面は普通であればすべすべとして平坦なはずなのに、ボコボコと盛り上がったところがいくつも見つかったのです。盛り上がっているところを指で触ってみると硬く、それが骨だということがわかります。

肋骨は折れても、放っておけば勝手にくっついて治ります。しかし、くっついたところは、コブのように膨らむのです。赤ちゃんの胸腔にできていた凸凹《でこぼこ》は、肋骨が骨折して治った跡に違いありません。凸凹したところは胸腔の中で左右対称にできていて、左右それぞれ4、5か所あります。中には、赤く出血しているところもあります。

頭蓋骨をあけると、病院の医師が診断した通りの出血がありました。

頭蓋骨をあけて中を見たことのある人は少ないと思います。頭蓋骨をあけてもすぐに脳の表面が見えるわけではありません。硬膜《こうまく》と呼ばれる白い膜が脳の表面を覆っています。それを取り除くと初めて脳の表面が見えてくるのです。

赤ちゃんの硬膜をメスで切り取り脳の表面を見ると、赤黒い血腫《けっしゅ》（血の固まり）が脳の表面にピッタリとくっついていました。頭蓋骨の中に出血すれば、それが必ず死因になるわけではありませんが、この赤ちゃんの出血の量は多すぎました。血腫が脳を圧迫して死因になっていました。

頭蓋骨の中で、出血がおこる原因にはいろいろあります。

頭が何かと強くぶつかっても出血はおきますが、この乳児の頭皮には、何かとぶつかった痕跡はありませんでした。

実は、頭蓋骨の中の出血は、肋骨が骨折していたことと関係していたのです。乳児の背中を両手で抱えて前後に大きく揺すると、持っていたところの肋骨が折れることがあります。このとき、乳児の頭は前後に大きく揺れます。まだ首がすわっていない赤ちゃんにそんなことをすると、首が前後に大きく振れることになります。このとき、脳の表面にある血管が切れて、頭蓋骨の中に出血してしまうことがあるのです。

「手がすべって、赤ちゃんを床に落とした」と父親は警察に説明したようですが、床に落としただけで肋骨が何か所も折れることはありません。頭蓋骨の中の出血は、体を前後に揺すったときにおきたものに違いありません。

頭が前後に揺すられたかどうかを調べるためには、眼球の観察が必要になります。私がノミと骨叩きでコツコツとやっていたのはそのためなのです。

脳は頭蓋骨の中で頭蓋底と呼ばれる骨の上に載っています。眼球はその頭蓋底の骨の下に入っているのです。頭蓋底の骨を壊さないと、眼球を観察することができません。

乳児の頭が前後に強く揺すられたとき、脳と一緒に眼球も前後に揺れます。すると、眼球の後ろ側の網膜から出血することがあるのです。

はたして頭蓋底の骨の一部を取り除いて眼球の外側を見ると、眼球から出ている視神経は、出血して黒くなっていました。やはり、この赤ちゃんは頭を強く揺すられていたのです。

生後3か月の赤ちゃんはもちろん言葉をしゃべることはできません。強く揺すられたと自分ではいうことができないのです。しかし、赤ちゃんの眼球は、虐待で亡くなったことを証言していました。痛ましいことでしたが、眼球が死の真相を雄弁に語ることがあるのです。

色とりどりのあざが物語る親からの虐待死

解剖台の5歳の男児の遺体の手や足、顔には色とりどりのあざができていました。

足を机の角などにぶつけたとき、ぶつけたところにあざができることはご存じと思います。あざは医学用語では「皮下出血《ひかしゅっけつ》」と呼び、文字通り皮膚の下の組織に出血が生じた状態です。

皮下出血は時間が経つとともに色が変わっていきます。最初は、やや青みがかった赤色で、だんだん黄色っぽくなっていきます。最後には元の皮膚の色に戻ります。

血液にはヘモグロビンというタンパク質があります。ヘモグロビンには鉄が含まれています。時間の経過とともに鉄は酸化されて色が変化するので、あざの色も変わっていくのです。

この男児の皮下出血は、赤や黄色、青とさまざまな色のものが体のあちこちにできていました。同じ色のあざであれば、ほぼ同じ時期にできたといえます。あざの色が違うということは、それぞれのあざが別々の時期にできたということを意味しているのです。虐待を受けていたというのなら、一回ではなく、何回も暴行を受けたということになります。

男児の死因は、「栄養失調」でした。同年齢の児童と比べて、身長が低く体重も軽く、皮下脂肪はほとんどありませんでした。十分に食事を取っていなかった証拠です。

心臓の上のほうに「胸腺」という臓器があります。真っ白な臓器で、子どもでは40グラムほどあります。大人になると小さくなり、脂肪に変わっていきます。胸腺は免疫系の機能を果たす重要な臓器ですが、ストレスが加えられたときには重量が減ります。虐待を受けていた子どもの胸腺は小さくなることがわかっています。この男児の胸腺は、目で見ても形がわからないほど小さくなっていました。

警察庁の調べによると、2017年（平成29年）、虐待の疑いがあるとして児童相談所に通報された人数は6万5431人でした。2004年（平成16年）以降は、ずっと増加していて、2017年は前年と比べると20パーセントも増えています。

虐待を疑ったときには、医師は児童相談所へ連絡することになっています。2015年（平成27年）7月からは児童相談所の全国共通ダイヤル「189」が利用できるようになりました。電話すると近くの児童相談所につながり、通報や相談は、匿名で行うことができます。内容に関する秘密も守られます。

子どもへの虐待はどうしておこるのでしょう。わが子をかわいいと思えない親は、普通はいないと思います。子どもを虐待するのには何か事情があるのかもしれません。虐待で保護される子どもの親の中には、親自身が虐待を受けていたという人もいます。子どもを虐待してしまうことに悩む親もいると聞きます。そうした親が相談できる環境を整えていく必要があるように思います。

法医解剖医は解剖し、死因を決めるのが仕事です。実際には、死因を決めることはできても、死に虐待が関係しているのかどうか診断するのは簡単ではありません。頭の中に出血していることが死因とまではわかっても、それがどこか高いところから転落してできたのか、虐待でできたのかを診断することは難しいのです。

殺人の加害者の約半数は家族

被害者は高齢の女性で、頭を凶器で殴られ頭蓋内の損傷で亡くなりました。犯人はその女性の息子でした。

女性を解剖したのは私です。私が裁判所に提出した鑑定書の死因については、検察側も弁護側も争う点はありません。ただ、女性の頭の傷の原因となった凶器が何かということが問題になっていました。私は裁判所に呼ばれ、証言することになったのです。

証言台で宣誓をした後、検察官と弁護人、裁判官からそれぞれ質問がありました。

この女性の頭部には3か所、Y字型のほぼ同じ大きさの傷が並ぶようにできていました。「挫創《ざそう》」といわれる傷で、頭皮の一部はパックリと割れています。かなりの強さで凶器をぶつけられたことがわかります。同じような大きさの傷が並んでいるということから、同じ凶器を使ってほぼ同じ力で犯人が殴ったことがわかります。

問題は、このY字型の傷を作った凶器が何かということです。法廷には凶器であることが疑われている椅子が置かれていました。裁判官は私に「この椅子でこの傷ができますか」と質問しました。

私は、「椅子の脚の先がぶつかれば、同じような傷ができると思います」と証言しました。木製のどこにでもあるような椅子の4本の足の底面は、どれも正方形になっています。脚の底の角を思い浮かべればわかると思いますが、角の頂点が皮膚にぶつかれば、Y字の挫創ができると考えました。

なぜ、息子は実の母親の頭に椅子を振り下ろすことになったのでしょうか。

実は、この息子は9年前にも殺人事件をおこしていました。検事の話によると、前回の事件で亡くなった被害者を解剖したのも私だそうです。私は同じ犯人がおこした事件で亡くなった人を2回解剖したことになります。こうしたことはこれまで経験したことがありません。

驚いたことに、最初の事件も同じように、犯人は鈍器で被害者を殴打して殺害していました。亡くなったのは同居していた親族で、死因は「頭蓋内の損傷」となっています。

検事から聞いた話では、男は最初の事件で有罪となり、8年刑務所で服役しました。出所して約1年経ったときに今回の2回目の事件をおこしたのだといいます。

実は、法医学の現場で扱う殺人事件の約50から60パーセントは家族内でおきているのです。家族内でおきた殺人事件の被害者の遺体を私も数多く解剖してきました。外国と比べ、日本は家族内で殺人事件がおきる割合が高いのが特徴です。病気や失業、人間関係など加害者を含む家族が社会から孤立した結果、悲惨な事件がおきていると解剖するたびに感じます。

法務省が発表している『犯罪白書』によると、家族が加害者である場合の動機は、殺人・傷害致死事件では、憤まん・激情によるものが最も多くなっています。計画性の有無については、傷害致死事件では、計画的犯行・凶器使用者の比率が低く、突発的なことが多いのが特徴です。また、傷害致死（放火でも）、犯行時に飲酒していた者の比率が高く、飲酒が犯行の原因の一つとなる可能性があるといわれています。この息子も最初の事件のときはわかりませんが、2回目に事件をおこしたときは確かに飲酒していました。

傷害致死事件をおこした犯人の再犯率は約30パーセントだそうです。傷害致死事件の場合、満期釈放された場合と仮釈放された場合では、再犯率が異なっていて、満期釈放者のほうが、圧倒的に出所後の犯行（再犯率）が高いというデータがあります。仮釈放が認められない人のほうが、再犯率が高いということになります。

今回の解剖で驚いたことがあります。それは傷のでき方です。9年前の最初におこした事件の被害者と同じような体の部位に同じような形の傷ができていたのです。息子は何かの不満があって、とっさに何も考えずに同じような行動を取ってしまったのでしょうか。

犯罪の認知件数については、殺人、傷害致死事件ともに、昭和20年代をピークにいずれも長期的には減少傾向を示しています。再犯事件をおこす人の中には、職がないなど、社会から孤立しているような人もいます。再犯を防ぐためには、事件をおこした人の社会復帰後のようすを見守るなど、社会の受け入れ側の体制を充実させることも必要ではないかと感じることがあります。

血液型からDNAへ。愛用品から身元が判明

法医学では以前から血液型の検査を行ってきました。解剖するとき、遺体の身元がわからないことがあり、身元を明らかにするために血液型が必要だったからです。

第二次世界大戦で中国の東北地方に取り残された日本人、いわゆる中国残留孤児について、中国との国交が回復した後、日本にいる親族との間で身元調査が行われました。その調査方法に使われたのも血液型です。あまり知られていないことですが、日本の法医学教室で調査が行われました。

私が以前勤務していた大阪医科大学の法医学教室では、政府から依頼されて中

国残留孤児の身元調査の鑑定を行っていました。日本にいる親がすでに亡くなっていた場合でも、血縁者がいれば調査は可能なのです。いまでは、戦後シベリアに抑留中に亡くなった人の身元調査を行っています。現地の記録などを参考にして、埋葬された人の候補者がわかることがあり、日本にその人の血縁者がいれば、身元調査をすることができます。

墓地に埋葬されている人に血液は残っていないので、血液を使って血液型を調べることはできません。血液はなくても、歯や骨は残っています。歯や骨にも血液型を表す物質があるので、遺骨を使って身元調査を行うことができます。

現在では身元調査をするのにはＤＮＡを調べるようになりました。ＤＮＡは、細胞の「核」といわれるところにしまわれていて、私たちにとって都合のいいことに、非常に安定した物質です。死後、相当時間が経過しても手に入れることができます。

たとえば、エジプトで何千年も前に亡くなった人のミイラが、どの王様のものか、どの王様の子どもなのかについて調べることができるのは、ＤＮＡが何千年もの間分解されなかったからです。体が死後乾燥してミイラ化されて保存されていると、ほぼ永久的に調査は可能です。

警察でも最近は、身元調査や犯罪捜査のために、ＤＮＡ検査を行っています。血液が残されているなら血液からＤＮＡを取り出し、血液がなければ爪や骨からＤＮＡを採取します。爪や骨は腐敗せずに残されていることが多いからです。

もし、遺体が行方不明の場合でも、その人しか使っていなかったものがあれば、身元調査のために利用することができます。メガネや歯ブラシ、靴の中敷など、その人しか使っていないと思われる品には、使っていた人の細胞が残っています。そこからＤＮＡを採取できれば、身元調査ができるのです。

ほんとうの父親はだれ？　親子鑑定も法医学の領域

昔、ソロモンという王様がいました。

あるとき、ソロモンの前に、二人の女が訴え出ました。二人は同じ家に住み、同じ頃に子どもを産んでいましたが、一方の女が子に乳を与えようとすると、その子はすでに死んでいました。二人の女は、死んだのは相手の女の産んだ子で、生きている子は自分の子だと主張します。二人はソロモンに裁いてほしいと訴え出たのです。

これを聞いたソロモンは、家来に剣を持ってこさせました。生きている子を剣で二つに切って、二人の女に分け与えようとしたのです。

すると、一方の女が、「王様、どうかその子を殺さないでください。相手の女に、この子をお与えください！」と申し出たので、その女が、その子の母であることがわかったといいます。これは「旧約聖書外伝」にある「ソロモンの知恵」として知られる話です。

昔から「だれの子なのか」が問題となることがあります。法医学で、「親子鑑定」と呼ばれる領域です。たいていは、父と子の関係が問題となります。母と子の関係は、代理母などの特殊な場合を除けば、出産した時点で明らかだからです。

法医学では親子鑑定のために以前は血液型を利用していました。世の中で一番よく知られている血液型は、A型、B型、AB型、O型の4種類があるABO式血液型でしょう。血液型はメンデルの法則に従って親から子へ遺伝します。

実は血液型には、ABO式血液型のほかにも多くの種類があります。もし本当の親子でなければ、血液型を10種類も調べれば、親子で矛盾する血液型の組み合わせがいくつか見つかります。本当の親子であれば、血液型をいくつ調べても、親子の血液型として、遺伝の法則に矛盾するような組み合わせは出てきません。

ある親子から親子鑑定の依頼がありました。自分たちの子かどうかを調べてほしいという依頼です。父はO型、母はB型。そして子はA型でした。

通常だとこの両親から生まれる子の血液型は、遺伝の法則にあてはめるとO型かB型になります。両親もそのことがわかっているので、子がA型であることを不審に思っていたのです。

結論から言うとこのA型の子は、確かにこの両親から生まれた子でした。ABO式血液型に関わる遺伝子には、A遺伝子とB遺伝子、O遺伝子の3種類があり、実は、これら3種類の遺伝子の構造はお互いによく似ているのです。特に、O遺伝子はA遺伝子の一部が欠けただけの構造をしています。

この親子の場合、B型の母の卵子形成の際に組み換えという現象がおこって両遺伝子の一部が互いに交換され、O遺伝子の欠けた部分が補われて、A遺伝子と同じ構造になっていたのです。母親はB型ですが、遺伝子レベルではB遺伝子とO遺伝子の組み合わせになっていました。子どもは、父からのO遺伝子と母からのO遺伝子を受け継いだのに、母から受け継いだはずのO遺伝子は一部が組み変わっていて、見かけ上A遺伝子となっていたため、子どもはO遺伝子とA遺伝子の組み合わせとなって、A型と判定されていたのです。

実はこの親子鑑定をしたのは、私ではなく親子鑑定の権威である私の師匠です。この親子の血液型の組み合わせがおこった仕組みは、珍しい現象で、師匠は医学専門雑誌に発表しました。すると、その反響は一般の人にも及びました。この親子鑑定の記事が女性週刊誌で紹介されると、法医学教室に、何人かの女性から電話がありました。

「自分のところの親子の血液型の組み合わせはありえるでしょうか」といった内容だったようです。師匠が対応しました。

電話の後でこっそり師匠に聞いてみると、女性が尋ねる血液型の組み合わせは、地球上ではありえない組み合わせだったようです。

実際のところ、父親がだれなのかは、母親しか知らないことです。場合によっては、母親にさえ、わからないこともあるのでしょう。

ちなみに、かつて私はまだ小さい息子を法医学教室に連れて行ったことがあります。私の膝の上に座る息子の顔を見るなり、師匠は、「親子鑑定の必要はない！」と断言しました。息子は私と酷似しています。顔を見て一瞬で親子かどうかを判断する、ソロモンも驚く師匠の鑑定でした。

第5章

遺体が教える それぞれの人生

宝くじで借金を返そうとした男

矢が放たれ、くるくると回転する的に次々に刺さっていく。一等賞金7億円の年末ジャンボ宝くじの抽選会の模様がテレビで放送されている――よく見る年末の光景です。

解剖台の上の遺体は40代の男性。遺体となって海に浮いているところを発見されました。腹のあたりは緑色になっています。死んだ後、細菌の働きで時間が経つにつれて皮膚の色は緑色に変わっていきます。緑色になっている範囲からすると、死後3日ほど経っているように見えました。

水中で遺体が発見されたからといって、死因が「溺死《できし》」とは限りません。どこかで亡くなった遺体を水中に遺棄する事件もあります。

溺死した人の遺体の肺は膨らんでいるのが普通です。溺死するとき、もともと肺にあった空気の一部は鼻や口から飲み込んだ水の勢いで肺の奥のほうへ入っていきます。肺の奥とは、気管から離れていった先のことです。空気は気管、気管が二つに分かれた気管支を通って、左右の肺に入っていきます。気管支は肺の奥に進むとさらに細い細気管支に、とどんどん二つに分かれます。ですから、肺の奥の行き止まりは気管から一番遠いところにあたり、それは目で見ると肺の表面です。そのため、溺死した遺体の肺の表面は空気でいっぱいに膨らむことになるのです。

男性の肺は溺死した人の遺体の肺とはまるで違っていました。溺死の場合のように膨らんでいません。男性の肺は小さくしぼんでいたのです。

男性の肺には何か所か鋭い傷ができていました。刃物が刺さってできた傷ではありません。その証拠に男性の体の外側には、刺された傷はないのです。男性の肺の傷は、骨折した肋骨が刺さったときにできたものでした。肋骨は胸郭を取り囲むように存在しているので、普通は肋骨が肺に刺さるようなことはありません。

しかし、この男性のように背中側の肋骨が骨折して、胸腔の内側に飛び出すと、骨折したところが肺に刺さってしまうことがあります。

骨折している部分は赤く出血していました。出血は、肋骨を骨折したときに男性が生きていたことを示しています。肋骨は何本も折れていて、大量に出血しています。男性の死因は、「肋骨多発骨折による出血性ショック」と判断しました。

男性は亡くなるとき、背中を何かに強くぶつけたようです。突起物とぶつかったのなら皮膚に傷ができるはずですが、背中に傷は何もありません。遺体が海で発見されたということは、どこか高いところから転落したのかもしれません。そのとき、背中を海面で強く打ちつけたと考えられました。

解剖が終わる頃には、男性の身元がわかりました。遺体発見現場から数キロメートル離れた橋の上に、男性の持ち物が残されていたのです。おそらくそこから男性は海へ飛び込んだのでしょう。

現場には遺書が残されていたそうです。それによると、男性はギャンブルでできた借金を苦に自殺したようでした。若い頃から、いろいろなギャンブルに手を出し、家族がいたにもかかわらず、ギャンブルをやめられなかったようです。借金を繰り返し、離婚したといいます。

男性が残した遺書の片隅には、12から31までの数字が、一つずつ順番に書かれていました。12から30までの数字は、一つずつ鉛筆で×印がつけられていましたが、31の数字のところだけ×印がありません。彼は年末ジャンボ宝くじを購入し、それで借金を返そうとしたのでしょうか。

12月31日、男性の夢はかなうことはありませんでした。当選していないことを確認した後、海に飛び込んだのだと思います。宝くじは夢を託して買うもので、借金を返すために買うものではありません。ほかに、返済の方法がなかったのでしょうか。ギャンブルでできた借金をギャンブルで返すことはできません。ドイツの文豪、ゲーテは、「強い日のあるところには濃い影がつきまとう」と言っています。年末の宝くじに当選して歓喜する人もいますが、その陰でこの男性のようにひっそりと命を絶つ人もいるのです。

ギャンブルで借金をして自殺したというと多くの人は、本人の意思が弱いから、自業自得だと考えます。しかし、ギャンブルが止められない人の脳は、健康な人の脳とは違った反応を示すことがわかっています。ギャンブルで勝ったときの興奮を脳が覚えてしまっているのです。ギャンブル依存症はギャンブル以外では脳が満足しなくなる精神の病なのです。借金をギャンブルで返そうとする行動もギャンブル依存症の人にはよくあるようです。

ギャンブル依存症に陥るのは、特別な人のように思うかもしれませんが、実は、サラリーマンや主婦がほとんどです。ギャンブル依存症の息子を父が殺害するという痛ましい事件もおきています。

ギャンブル依存症はどうしたら脱却できるのでしょうか。この依存症を本人だけで治すのは難しいものです。家族の人と一緒に専門に扱う病院や精神保健福祉センターに相談するのがよいと思います。

バンパー創が見当たらない交通事故死の謎

その女性の背中には、5×3センチメートルの四角い擦過傷《さっかしょう》が約1センチメートルの間隔で3個並んでいました。傷は赤黒い色をしていて、まるで彼女の白い皮膚に刻印されるようにつけられていました。

私たちは透明なビニールを背中に密着させ、黒色のフェルトペンで傷の輪郭を写し取って形を記録していきました。これは、人が車と衝突したときにできる「タイヤ痕」と呼ばれるタイヤの溝の形です。

女性は20代。深夜1時頃、片側2車線の道路で倒れていたこの女性を発見したのは、現場を通りかかった車の運転者です。すぐに警察へ連絡しましたが、警察が駆けつけたとき、女性はもう亡くなっていました。警察は遺体を検視して、「被疑者不詳の道路交通法違反」、つまりひき逃げ事件として遺体を解剖することにしました。

女性の肋骨は何本も折れていました。心臓を取り出すとき、ごくわずかの量しか血液が流れ出てきませんでした。これは、出血が多く、血管の中に血液があまり残されていないことを示しています。私は死因を「肋骨多発骨折による失血死」と診断しました。

自動車が人に衝突したとき、体にはどのような傷ができるのでしょうか。解剖医がまず注目するのは、亡くなった人の足です。

体に車が衝突するとき、体にはまず車の先端にあるバンパーがぶつかることになります。ぶつかったところには皮下出血ができます。これを法医学では「バンパー創《そう》」と呼んでいます。私たちは足を見てこの傷を探し、見つかると、足の裏からバンパー創ができているところまでの長さを測ります。なぜなら、この長さがぶつかった車の車高に一致することになるからです。

乗用車と衝突したとき、バンパー創は膝周辺にできます。傷が腰のあたりにできていれば、ダンプカーのような車高の高い車とぶつかったことがわかります。バンパー創のできている場所がわかれば、ひき逃げ車両の車種を調べることができるのです。

骨折のようすから、車がどのくらいの速さでぶつかったのかもわかります。前から走ってきた車に被害者がぶつかった場合、膝が伸びたまま足に力が加わるので、足の骨は折れやすくなります。これに対し、後ろから走ってきた車と衝突した場合は、膝が前に曲がるため、足の骨には衝突の力が伝わりにくく、骨折はおきにくいのです。後ろから衝突したときに、足の骨が折れていれば、車はかなりの速度を出していたことになります。加害者が、「それほど速度は出していなかった」といっても虚偽だとわかります。

この女性の場合も、バンパー創ができていないか足を観察しました。しかし不思議なことに、どこを探しても、バンバー創がみつからないのです。女性は、車のバンパーとぶつからずにひかれたことになります。

ぶつかるときに被害者が立っていれば、バンパーは体のどこかに必ずぶつかります。でも、もし寝ていれば話は違ってきます。寝ている人を車がひいたら、バンパーは体のどこにもぶつかりません。忘年会シーズンには、泥酔して道路に寝ているところを車にひかれた人が解剖台に運ばれてきます。ひかれた人には、バンパー創は体のどこにもできていません。

つまり、車がきたとき、女性は立っていなかったことになります。では、彼女は片側2車線もある大きな道路で何をしていたのでしょうか。

彼女の大腿骨《だいたいこつ》は左右ともにポッキリと折れていました。簡単には折れない大腿骨のような太い骨が折れたということは、強い力が骨に作用したことを意味します。車のタイヤにぶつかって折れたのではないかと思いましたが、骨が折れている部分の外表にはタイヤが接触した痕はありませんでした。

解剖しているとき、気になっていたことがありました。それは、左右のかかとにできていた打撲の痕です。かかとが何かと強くぶつかった痕でした。大腿骨が骨折したのは、かかとを強く道路にぶつけたときの衝撃が伝わったことが原因と判断できました。

その後の警察の捜査によって、この女性は車にひかれる前、道路の上にかかっているる陸橋から飛び降りたということがわかりました。事故の直前、男友達とけんかして家を飛び出し、発作的に陸橋の上から飛び降りたということです。飛び降りたときに、道路でかかとを強く打って、大腿骨が左右ともに骨折したのです。

女性の死因は「肋骨多発骨折による失血死」ということがわかりましたが、その骨折が車にひかれたときにできたのか、陸橋から飛び降りたときにできたのか、その区別が解剖医に求められました。

背中にはタイヤの痕がしっかり残っていて、胸腔内に血液もたまっていました。これは、車にひかれたとき、彼女はまだ生きていたことを示しています。亡くなった人をひいても出血はしませんし、死後、肋骨が折れても出血はしないからです。

彼女は陸橋から飛び降りたときに大腿骨を骨折しました。その後、現場に走ってきた車に背中をひかれて肋骨を何本も骨折して亡くなったのです。大腿骨は女性が陸橋から道路に飛び降りたときに折れています。車にひかれなくても時間が過ぎれば、出血が続いて亡くなった可能性があります。車の運転者もまさか道路に人が倒れているとは予想しなかったでしょう。しかし、ひいた後、そのまま走り去ってしまえば、ひき逃げの犯罪者となってしまうのです。

死因とは関係のない、もう一つの傷の真実

男性の遺体が発見されたのは川の中でした。川といっても山の中にある沢のような浅い川です。男性の頭蓋骨は骨折していましたが、その原因がわからないので、警察は「被疑者不詳の殺人被疑事件」として、遺体を司法解剖することに決めました。男性は別の場所で殺された後、川の中に運ばれた可能性も考えられた

のです。

手足の漂母皮《ひょうぼひ》のでき方から、遺体は死後1週間ほど経っているようでした。漂母皮とは、手足が長く水に浸かって皮膚が白くなった状態のことです。お風呂に長く浸かっていると、指先が白くシワシワになりますが、それを法医学では漂母皮と呼んでいます。

心臓や肺を胸腔から取り出すと、男性の胸腔の壁はまっ赤になっていました。左右12本ある肋骨のうち5、6本が折れていて出血していたのです。頭蓋骨も骨折していましたが、頭皮の裏側を見ると、そこには出血はありませんでした。

法医学では、「生活反応」が重要です。「生活反応」とは傷ができたとき、生きていたことを示す所見のことです。人は生きているときに何かとぶつかると出血しますが、死んでいれば強く打撲しても出血しません。

肋骨骨折には出血があり、頭蓋骨の骨折には出血がない。この男性は、生きているときに肋骨を骨折して、死んだ後に頭蓋骨を骨折したことになります。

死因は「背面打撲して肋骨を骨折したことによる失血死」と診断しました。男性はどこで背中を打ったのでしょうか。発見現場近くに背中を強くぶつけるような場所は見当たりません。また、なぜ死後に頭蓋骨を骨折したのでしょうか。肋骨と頭蓋骨は、時間的に違ったときに骨折しているのです。

男性の背中と頭にできた傷は、人の力ではできようもないほど大きな傷でした。交通事故で亡くなった遺体が遺棄されたのかとも疑いましたが、男性の体の外表には車とぶつかった痕はありません。

どこか高いところから転落したことが一番考えられました。現場に転落するような場所はないか、警察の人に尋ねてみると、発見現場の上流に高さ10メートルほどの滝があるといいます。男性は、滝の上から沢のほうへ転落したようです。

滝の上から転落したとき、背中を何か平らな物体にぶつけたというのなら、頭の後ろ側には傷はできても、前には傷ができることはありません。男性の頭蓋骨の骨折は前のほうにできていました。亡くなった後にだれかがバットなどの凶器で頭を殴りつけたのでしょうか。

いろいろ推測した結果、私は男性の死の真相をこう考えました。

男性は2回転落したのではないか、と。男性はまず、滝の上から落下し、滝の踊り場に背中を打ちつけて、そのとき肋骨を骨折して亡くなった。しばらくして、体がさらに滝の下まで落下し、そのときに頭の前側を打った。そう考えれば遺体の状況と一致します。

滝のどこかに踊り場のような平らなところがないかどうか、警察に調べてもらいました。すると、滝のちょうど真ん中あたりに、平らな踊り場がありました。男性の遺体が発見される前日は、大雨でした。踊り場にあった遺体が、川が増水したせいで、滝の下まで落下したようでした。

男性は仕事の人間関係がうまくいかず、職場を欠勤していました。遺書はありませんでしたが、発見された場所は、男性が子どもの頃になじみがあった場所だということでした。解剖所見から、死の真相はわかりましたが、彼がなぜここへきたのか、男性の心の内はわからないままです。

浮く遺体、浮かない遺体

昔、源氏と平氏が壇ノ浦で戦ったとき、平家の武将、平知盛《たいらのとももり》は負けを悟って自ら海に身を投じました。そのとき、大きな碇《いかり》を体に巻きつけて舟から海に飛び込みました。それは歌舞伎の名シーンにもなっています。当時から、甲冑《かっちゅう》を身につけたくらいでは体は水の中に沈まず、浮いてしまうことはわかっていたようです。

その男性の遺体は海面に浮かんできました。体に巻きつけられていたのは碇ではなく自転車でした。体は大きく膨らんでいます。水中で発見された遺体は法医学では、「水中死体」と呼びます。水中で体が大きく膨らんだ遺体のことを私たちは〝巨人様《きょじんよう》〟と呼ぶことがあります。

ちなみに、水中死体を〝土左衛門《どざえもん》〟と呼ぶことがあります。これは江戸時代、成瀬川《なるせがわ》土左衛門という大きな体の力士にちなんで名づけられたようです。当時の人が、水中で見つかった遺体が膨れ上がっているようすを見て、「まるで土左衛門のようだ」といったことによるといわれています。

男性の皮膚の表面は腐敗のために緑色に変色して膨れています。腹は指で強く押しても凹《へこ》まないぐらいカチカチに硬くなっていました。亡くなってからかなり時間が経っていることがわかります。

腹が膨れ上がるのは、死後、細菌の働きによって発生したガスが腹の中にたまるからです。こうした遺体にメスを入れるときには注意が必要です。メスで腹をあけると、ガスは爆発するかのような音を発して、強烈な臭いとともに勢いよく体の外へ噴き出してきます。そのため腹が硬くなっている遺体を解剖するときは、切開するあたりの皮膚を何かで覆いながら、恐る恐るメスを入れることになります。

この男性の腹からも勢いよくガスが噴き出してきました。遺体発見が7月だったこともあって、水温が高く、腐敗の進み方が速かったことが原因だと考えられました。

さて、男性の体には浮かばないように自転車がつながれていたのに海面に浮かんできたのはなぜでしょう。死後、体が浮かぶか浮かばないかは、何によって決まるのでしょう。

一つの要因は、発生する腐敗ガスの量です。腐敗ガスが腹の中にたまれば、ちょうど浮き袋を抱えたようになり、体が水面に浮上するのです。腐敗ガスは細菌の活動によって発生します。水温の低い場所では細菌活動は活発ではなく、ガスは少ししか発生しません。ですから、体は浮かびにくいということになります。

水深も関係します。水深が深いほど水圧が大きくなります。腐敗ガスが発生しても、水圧のために体は小さくコンパクトなままなので浮上しにくいことになります。法医学では、どれぐらいの水深で、どれぐらいの重しを体につければ水面に浮かんでこないのかはある程度はわかっています。過去の報告によれば、水深

40メートル以上から浮上した例はないともいわれています。犯罪捜査に絡むことですのでここではあまり詳しく紹介するつもりはありません。当然、浮かんでこないような条件で遺棄されても、漁船の網に掛かって遺体が発見されることもあります。逆に本来、浮かんでもおかしくないような条件でも、水中生物によって遺体が白骨化してしまえば、遺体は浮かんでこないことになります。骨になってしまえば、骨は水面には浮かんではきません。

この男性の場合は自転車を重しにされていましたが、体は浮かんできました。解剖後の検査で、男性のいくつもの臓器からプランクトンが検出されたことから、男性の死因は「溺死」と診断しました。

溺死したのであれば気道の中に溺水が吸い込まれています。川や海の水から肺にプランクトンが入り、それが血液の流れによって肝臓や腎臓といった臓器にまで運ばれ、プランクトンが入り込むのです。プランクトンには、淡水にいるもの、海水にいるものとさまざまな種類があり、どんなプランクトンがいるかで、溺死したおよその場所が推定できることがあります。

警察の捜査によると、男性の死亡原因は、就職試験に落ちたことを苦にしての自殺ということでした。

コラム

水の中から発見されても、溺死とは限らない

海や川から発見された遺体を水中死体と呼びます。水中死体の死因のすべてが溺死とは限りません。別の場所で絞殺された後、水中に投げ込まれたかもしれないからです。その場合の死因は、遺体が水中から発見されたとしても、「頸部圧迫による窒息死」ということになります。「溺死」とはあくまでも、液体を気道に吸引して肺で酸素を取り入れることができなくなって死亡した場合を指します。

溺死かどうかは前述したように、肺が空気で膨らんでいる「溺死肺」になっているかどうかで判断します。

プランクトンが臓器にいるかどうかでも判断します。プランクトンは骨の中からも検出されます。かつて、川で水泳訓練をしていた小学生が亡くなった際、溺死か、心臓麻痺死かが問題になりました。心臓麻痺で亡くなったのなら病死ということになります。学校に責任はありません。しかし、死因が溺死であれば、学校は管理責任を問われるかもしれません。

すでに火葬され仏壇に安置された遺骨を検査すると、亡くなった川に棲むプランクトンが多数見つかり、死因は溺死とわかったということです。この例は故・松倉豊治《まつくらとよじ》教授の著作にあります。

至近距離から撃ったことを語るピストルの傷

銃で撃たれたときにできる傷のことを、法医学では「銃創《じゅうそう》」といいます。日本で殺害方法として一番多いのは、頸部の圧迫です。次に多いのが刺創です。

日本で銃創を見ることは珍しいのです。私もこれまでに、10に満たない数しか、銃創を死因とする遺体を見たことがありません。

「種子島《たねがしま》」という名前で銃器が日本に伝来したのは1543年です。現在、日本では銃の使用が厳しく制限されていて、殺人や傷害、自殺のために銃器を使用することはほとんどなくなりました。

法医学では、弾丸が体に入ったところにできた傷を「射入口《しゃにゅうこう》」、体から出ていったところを「射出口《しゃしゅつこう》」と呼びます。銃で撃たれたとき、弾丸が体を貫通すれば、射入口と射出口が体に一つずつできます。これを「貫通銃創《かんつうじゅうそう》」といいます。「射入口」だけあって「射出口」がないこともあります。この場合は、体のどこかに弾丸がとどまっていることになります。これを「盲管銃創《もうかんじゅうそう》」と呼びます。

弾丸は体の中をまっすぐに通っていくと思うかもしれませんが、骨に当たれば、弾丸は進む向きを変えることになります。射入した方向の延長線上に弾丸が進んでいくとは限りません。盲管銃創の場合、体の中の思いもしない場所から弾丸が見つかることがあります。

「回旋銃創《かいせんじゅうそう》」というのもあります。頭部に撃ち込まれた弾丸が頭蓋骨の皮膚の下をぐるりと回るように動くこともあります。まさに、「鉄砲玉」は、どこへ進んでいくのかわからないのです。

この男性の背中には、大きな龍の刺青《いれずみ》がありました。頭の右側には直径1センチメートルほどの小さな銃創「射入口」が見つかりました。

男性には射入口はありますが、射出口がありません。頭蓋骨をあけて脳を見ると、弾丸は二つに割れて脳にとどまっていました。頭蓋底の骨に当たって分裂したのです。

男性の皮膚にできていた丸い銃創の縁は黒ずんでいました。

弾丸が発射されるとき、銃口から飛び出すのは弾丸だけではありません。火薬粉や爆発ガスも飛び出します。至近距離から弾丸が発射されると銃創の縁には火薬がついたり、銃口から出た熱で皮膚が黒く焼け焦げたりします。銃創の状態から、男性は至近距離から撃たれたのだとわかりました。

弾丸のサイズも直径は6から11ミリメートルまで、重さは3から15グラム前後までといくつか種類があります。

運動エネルギーは、物理学の法則では、2分の1×重さ×速さの2乗の式で表されます。弾丸の重さは軽くても、飛ぶ速さは秒速200メートル以上と大きいので、運動エネルギーはとても大きくなるのです。体に入れば、臓器に大きな損傷を残すことになります。

男性の脳もひどく損傷されていました。死因を「脳挫滅《のうざめつ》」と診断しました。男性の血液からは覚せい剤も検出されました。男性は覚せい剤を使った後、自分で頭を撃ったようです。

概して、銃創で解剖される人には特徴があります。〝その筋の団体〟に属する人たちが多いということです。

前述した故・松倉豊治教授は、その筋の団体に属する人を解剖しようとしたと

き、

「先生！　そらいかんわ。親分をこんな汚い台の上に乗せられんわ。わしら皆で布団をしっかり持ってるけん、このままで解剖してくれんか（中略）」

と真剣な顔つきの若い衆7、8人に取り囲まれたことがあると著作の中で述べています（「東洋薬事報18（10）1977年」）。

私も頭部銃創による脳挫滅で亡くなった男性の解剖を終えて解剖室のある建物を出ようとしたところ、黒服に黒ネクタイ姿のいかつい男性集団が、壁を背にして5、6人並んでいるのが見えました。何も悪いことはしていない私ですが、とりあえず後戻りして、裏口から出たことがあります。

息子の死を〝覚悟の死〟と語る父の心情

先般、あるレジャー施設で、飼育員がゾウに襲われて亡くなる痛ましい事件がおきました。飼育員はゾウの体を洗っているとき、ゾウが鼻を振り回したために鉄製の柵に体を打ちつけられて亡くなったといいます。

家で飼われていた大型犬の首輪が外れていて、噛まれて亡くなった人もいます。

動物の管理が適切に行われていたか捜査するときには、法医学で解剖されることがあり、私も何回か、動物が原因で死亡した人を解剖したことがあります。

その事件で亡くなったのは30代の男性でした。厩舎でウマの世話をしているときにウマの後ろ足で胸を蹴られたのです。

解剖してみると肋骨が何本か骨折していました。骨折した肋骨が、肺に刺さって出血していました。「死体検案書」の死因欄には、「肺挫傷」と記入しました。

私がこの解剖を鮮明に記憶しているのには理由があります。この人がウマに蹴られて亡くなったという状況が珍しかったからではありません。解剖が終わって「死体検案書」を遺族に手渡したときの父親の反応が印象深かったからです。

父親は、息子の死を「覚悟していた」といいました。

「ウマの世話をする職業であるから、このような事故が起こりうることは覚悟していた」。そう父親はいうのです。

実は、この父親もかつて厩舎で働いていました。亡くなった息子は父の仕事を見て同じ職業を選んだのかもしれません。

「もし自分がこの職についていなければ、息子は死なずに済んだかもしれないとこの父親は思わないのだろうか」と、ふと私は思いました。

私は競馬場に足を運んだことはありません。それでも、競馬には騎手や馬主だけではなく、厩舎の職員など多くの人がかかわっていることはわかります。亡くなった男性は死の危険を覚悟してまで自分の職業をまっとうしたのでしょう。競馬というものにそれだけの魅力を感じていたのかもしれません。

実は、法医解剖医が解剖の後に遺族に面会することは珍しいことなのです。解剖医は警察からの嘱託によって解剖するので、私たちが報告するのは、たいていは警察なのです。

しかし、この男性のように若い人が亡くなったときには、警察の了解を得て、遺族に死因を説明することがあります。私が遺族に直接説明したほうが、内容が伝わりやすいからです。成人していたとはいえ、予期せぬ事故で子どもが亡くなった直後に平然としていられる父親はいません。「覚悟はしていた」という父親の心のうちはどんなものだったのでしょうか。

日本人は身近な人の死の際に、心のうちをあまりあからさまにしない傾向があるように思います。事の良し悪しをいうつもりはありません。私はそこに、日本人らしさを感じるのです。

第6章

法医解剖医として考えていること

人間万事塞翁が馬

大学受験はうまくいきませんでした。

1年浪人して、第一希望ではなかった大学の経済学部に入学したのですが、大学にはなじめませんでした。2年のとき、「大学をやめたい」と父に申し出ました。「3年も無駄にしてどうするんだ。医師にでもなるのなら、やめてもかまわない」。そういわれました。

私の親は医師ではありません。医師の仕事がどういうものかわかりませんでした。近くの病院にいってみることにしました。医師の診察予定表が、病院の玄関にありました。それを見ると、一人の医師は、週に2、3日しか担当していません。

「医師になれば、週に2、3日働けば生活できるのか」と思いました。いまの大学から環境を変えたかった私は、医学部受験を決心しました。

面接試験の対策に、一番苦労しました。

「なぜ、いまいる大学をやめて、医学部を受験することにしたのですか」と質問されることは予想できました。

「週に2、3日働けばいいようなので」とは、口がさけてもいえません。

面接の試験官が、「医師の仕事は、自己犠牲の精神も必要になりますが、大丈夫ですか」と質問してきました。私は、質問の意味がわかりませんでしたが、とりあえず、首を縦に振って対応してみました。

こうして入学した大学が、いまや、私の出身大学となったK医大（現・K大学医学部）です。

K医大は、当時まだ新設されて間もない大学でした。私は、その4期生です。

2年のとき、大学に附属病院ができました。できたばかりの病棟に足を踏み入れ、「そうだったのか！」と納得しました。入学前に見た医師の診察担当表の意味がわかったからです。

担当日が週に2、3日だったのは、外来の患者を診察する担当日だったのです。「それ以外の日は、私がいま、足を踏み入れている病棟で働くんだ。週に2、3日働けばよいわけではない」

3年生になると、なぜか研究というものに興味を持ちました。これまで私には、何かに一心不乱に取り組んだという経験がありませんでした。研究というものに、それを求めたのかもしれません。

大学卒業後、同級生たちは臨床科に進みました。私は、研究ばかりする基礎医学の大学院へ進学しました。ある同級生から「注意一秒、基礎一生！」といわれたのを覚えています。名言です。

学位を取得した後、外国へも留学しましたが、その分野の研究者として生きていくには、私の実力では難しいとわかりました。帰国して、実家に近いO医大のS教授を訪ねました。

私が、「就職先を探しているのですが」というと、S教授は、「のんきなやつだな、そろそろ落ち着かないと親が泣くぞ！」というなり、法医学の教授に電話をかけ、呼び出したのです。事情を知らずに、のこのこやってきたその教授に、S教授は「彼が職を探しているんだが」と口を開いたのでした。

そのとき、私は34歳。大学を卒業してから8年目の出来事でした。

法医学教室に入ったものの、法医学とはどういうものか、私にはさっぱりわかっていませんでした。学生のときに法医学の講義を受けた記憶はありましたが、昔のことなのでよく覚えていません。そんなありさまなのですから、法医学教室に入ったとき、法医学がどんな学問なのか、そこで働く人がどういった日常を送っているのかという基本的なことを頭に思い描くことはできませんでした。ただなんとなく、法医学の医師といえば、殺人事件の被害者の解剖をしている、そんなイメージしか持っていませんでした。

その殺人事件の解剖をしているときでさえ、胸に包丁が刺さっている遺体を解剖する意味はあるのだろうか。犯人も逮捕されている。目撃者もたくさんいる。そのような場合になぜ解剖しなければならないのだろうか。そう思っていたのです。実際には、裁判の進行のためにだれかが遺体を解剖して傷のでき方や死因を医学的に記録しておかなければなりません。そのだれかというのが、法医学の医師ということです。そういったことがわかるまでには、少し時間がかかりました。

いまから考えてみると、このような私を受け入れてくれた師匠もかなりの変わり者と言わなければならないでしょう。しかし、変わり者という点では私のほうが、一枚上手だったのかもしれません。

私は用事があって私を呼びにきた師匠に、「いまは実験で忙しいから」と何回も要請を断っていました。

「何も知らない」ということは「そんなこともわからないのか」と師匠が呆れるような場面をもたらすこともありますが、一方で、真っ白なところに知識や経験がそのまま記録されるということにもなります。私の場合、乾いたスポンジに水がしみ込んでいくように、法医学が私の頭にしみ込んでいったのです。

そこで13年、法医学の修業を続けた後、私は、いま勤務している大学にやってきました。

私の座右の銘は、「人間、万事《ばんじ》塞翁《さいおう》が馬」です。人生では、幸せだと思われたことが不幸の原因になったり、不幸だと思われたことが幸福につながっていたりする。一喜一憂しないでよい、という意味の中国の故事成句です。

私は、学生の頃「解剖嫌い」でした。人生とは実におもしろいものだ、と最近つくづく思います。解剖が嫌いだった私が、法医学の教授をやっているのです。

これまでに、３０００体くらいは解剖したようです。１５００体くらいまでは、毎年解剖した数を記録していたのですが、途中でやめました。面倒になったのです。もともと、私はものぐさなのです。

私たちが解剖する人の中には犯罪で亡くなった人もいます。しかし、その数は実際にはとても少なく、多いのは日常生活の身近なところで亡くなっている人です。解剖される人には、解剖されやすい特徴がある。解剖していて、そう思っています。皆さんには、人はどういった場面で亡くなるのかを知ってほしいと思います。私たちは亡くなった人の死因を決めるためだけに解剖しているわけではありません。生きている人のために解剖をしているのです。そのことをわかってほしいと思います。

人は最後まで生きることしかできない

ある冬の日に、老老介護をしている夫婦が二人とも家で亡くなっているのが見つかりました。介護している人が何かの原因で先に亡くなれば、介護されていた人は亡くなってしまうことになります。

この夫婦の場合、介護をしていた妻のほうが先に亡くなりました。寝たきりの生活をしていた夫は外の人と連絡をとることができませんでした。

この夫婦の解剖をしたのは私ではありません。遺体を検案した警察医の先生から聞いた話です。

亡くなった部屋には、湯たんぽが残されていたのだといいます。私がまだ子どもの頃には、湯たんぽを使っていました。寒い晩には布団の中に湯たんぽを入れて温めるのです。楕円形《だえんけい》をした金属製の湯たんぽの中に水を入れて、それをコンロの上で熱して、中の水を温めます。それを毛布で包んで布団に入れて使うのです。

夫婦が亡くなっていた現場にあった湯たんぽの口には、プラスチック製のストローが1本刺さっていたのだといいます。妻に先立たれて一人になった夫は、水を飲みにいくことすら自分ではできなかったらしいのです。自分の布団の中にあった湯たんぽの水をストローで飲んでいたことになります。人は最後まで生きようとする生き物なのだと思いました。生への執着といってもよいのかもしれません。

「生きるとは何か」といった問いは大昔からありました。古くギリシャの時代から哲学者たちが語ってきた問題です。こうした問いを自分自身で考えてみることに意味はあるのでしょうが、この問いに対する答えを学校で私は教えてもらったことはありません。

私は、亡くなった人を解剖する法医解剖医です。死因が何か。亡くなったのはいつか。そういったことを診断する医師です。私は、哲学者でもなければ思想家でもありません。「人はどう生きるのがよいのか」などといったことについて深く思索をめぐらしたことはありません。しかし、毎日のように亡くなった人の死の状況を知ると、そのときどきに生きることについて思うことはあります。人の死にざまを目にするという経験をすると、生死について考えさせられるのです。解剖するときに思うことは、解剖されることになった人の死の状況によって違うのですが、共通した思いがあります。それは、「人間は最後まで生きることしかできない」ということです。

死は避けて通れない上に、いつやってくるかわからない

人は必ず死ぬ。これほど確かな事実はありません。人は死ぬものだということは知識としては皆わかっています。しかし、自分が死んだ後のことは自分ではわからないのです。自分の死について考えることはできますが、自分の死を見たり、聞いたりすることはできません。

人が死について五感を通して実感できるのは、他人の死についてです。他人の死といっても新聞の訃報欄にでている人の死ではありません。話したことも、会ったこともない有名人の死を知っても、実感はありません。人の死を実感できるのは、親しい人の死を通してです。

日本では、死は身近にはありません。家族が亡くなったときくらいしか遺体を見ることはありません。日本では遺体を見えないようにしているとさえ感じます。

近頃の日本は清潔ということにあまりに気を遣う世の中になってしまったように思います。私が子どもの頃には、家の中には、ハエや蚊が飛んでいました。しかし、いまの住宅は密閉性が高いので、家の中で虫を見ることは少なくなりました。もし、家の中にハエが1匹でも飛んでいると虫嫌いの人は大変です。ハエが飛んでいるような部屋では、ご飯も食べられないのかもしれません。

お便所もきれいになりました。私の小さい頃は、汲《く》み取り式便所でした。排泄《はいせつ》をするということは生きていれば必ずおこる生理現象です。こうしたあたりまえの現象も日本の社会はできるだけ自分たちの目に入らないようにしてきたのです。

私は年間に200体以上の遺体を見ます。最近では、一人暮らしの人が増えました。一人暮らしで亡くなると、遺体が発見されるまでに時間がかかることが多くなります。解剖するときには、体には死後変化がおこっています。

体が腐敗していれば臭いますし、色も変わっています。腹も膨れていて、生きているときの状態とは違っています。しかし、死後に体が腐敗するのは、あたりまえの現象です。異常なことではありません。異常というのであれば、どこかの国の政治家のように、死後に体をホルマリンで処理されて、一見見た目が変わらないようにされた死体のほうがよっぽど異常です。

遺体を見る機会が乏しい人にとって、遺体はなんとなく近寄りがたい印象を持つものかもしれません。見てしまえばなんということもないのですが、見ていないものだから、想像をたくましくして遠ざけているのです。

日本では死体が身近にはない。死というものは身近な人の遺体を見なければ実感できません。いまの日本人は、死というものについて、何となく近寄りがたいもの、避けて通れるのならそうしたい、そう思っている人が多いように思います。しかし、死は必ずやってきます。私たちのところに運ばれてきた人たちは、自分でも死ぬことなど予想もしていなかったのに、犯罪に巻き込まれたり、運動していて急に倒れたりして亡くなった人たちです。お酒を飲んだ帰りに道路で寝ていて車にひかれて亡くなった人もいます。

死は避けては通れない上に、いつやってくるのかわからないのです。それをあれこれと考えることに意味はないように思います。時間の無駄です。人間ができるのは、「生きる」ことしかありません。最後までそれしかできないことになっているのです。

死体から何を学ぶのか

あるマンションの床下の高さがせいぜい1メートルしかない狭い空間で、男性は発見されました。毛布に体を包んだ状態でした。見ると体はすでにミイラ化しています。

ミイラというと、エジプトの砂漠のミイラを思い浮かべるかもしれません。しかし、日本のどこにでもある都市で、ミイラ化死体はあたりまえのように見つかるのです。

男性の身元はわかりません。床下の狭い空間には、男性がどこかから集めてきた生活用品が残っていました。男性は床下の空間で生活していたのです。体を包んでいた毛布も、どこかで捨てられていたものを持ってきたのでしょう。

男性がなぜそこに住むようになったのかはわかりません。失業や離婚、健康問題、犯罪歴などがあって仕事が見つからなかったのかもしれません。

男性が暮らしていた狭い空間には、男性がともかくも生きようと悪戦苦闘した痕跡が残っています。社会は男性を見捨てたのかもしれませんが、男性のほうは社会に愛想をつかすことはなく、最後まで生きたということです。

社会からははみ出したような死に方をしている人の遺体を前にして「自分はこういった死に方はしない」「自分とは関係ない」と思うのは簡単です。しかし、そのような見方をすると、何かが抜け落ちてしまうように思います。実際にそういった死に方をした人がいるという現実は疑いようがありません。とりあえずそういう死があるということを受け入れてみてはどうかと思うのです。そうすることでしかわからないこともあります。それはいまの社会が抱える問題点かもしれません。そう考えることが自分の生き方を変えることにつながるかもしれないと思います。

「この死に方は悪くない」と思えるとき

解剖室には、解剖する私のほかにも法医学教室や警察の人が5、6人は立ち会っています。解剖室には、いつも重苦しく暗い空気が取り巻いています。解剖室にいる人は皆、明るい気持ちになることはありません。「人は生まれて、やがて死ぬ」というあたりまえの真実がつきつけられるのです。

だれも皆、そのうち死ぬことはわかっています。しかし、日常生活の中で、そのことを考えることはありません。解剖台の上の人は、生きることを完了した人です。遺体を前にすると、自分も将来こうした姿になるのだと実感します。解剖台の上の遺体は、いままだ自分が生きていることを感じさせてくれるのです。

何も語らず、表情一つ変えない死体を前にしたとき、ふと自分の心が動いているのに気づくことがあります。その動きは実に素直な反応だと感じられるもので、それを感じた瞬間、自分はまだ死なずに生きているのだと感じるのです。

解剖台の上の人を前にして、どのようなことを感じるのでしょうか。それは、目の前の人のような死に方をしないための教訓といったものではありません。何かこれからの生き方の役に立つものでもありません。解剖していて、この死に方は悪くないと思うときがあります。その瞬間は、暗い私の心に明るく光が差し込んだようで、解剖台の上の人には申しわけないのですが、心なごむ瞬間なのです。

解剖台の上の人をながめることに意味がある

亡くなった人の状況について警察の人が調べたり、私たちが遺体を解剖したりすると、いろいろな情報がわかります。その情報は、行政や司法に関わる人にとっては重要な事項となります。それがなければ、遺族は葬儀をすることができませんし、役所は戸籍を抹消することができません。解剖は確かに社会の役に立っているのです。

しかし、そういったこととは別に、解剖するということ、つまり解剖台に横たわっている人をながめてみるということ、それ自体に意味があると思うのです。一人の人間が生まれてきて死んだという事実がそこにはあります。まさに、「人の一生」が横たわっているのです。遺体をながめたときに、人が生きるということを、自分の問題としてとらえることができます。警察や役所の人が知りたがっていることを調べようとルーチンワークとしての解剖をしても、自分が生きていることを感じることはできません。

一人暮らしの男性が解剖台に運ばれてきました。男性は老人のように見えます。髪やヒゲは伸び放題で皮膚も茶色っぽい。垢《あか》が付いているからです。警察の人に男性の年齢を聞くと、まだ40代だといいます。見るとてもそのような年齢には見えません。「生活保護を受けていたのですか」と警察の人に聞くと、「そうではない」といいます。3年ほど前までは、だれもが知っているような大銀行に勤めていたのですが、人間関係のことで仕事をやめてからは、酒浸りの生活をしていたそうです。

この男性を解剖して死因を診断するのはたやすいことでした。腹をあけるとすぐに死因はわかりました。胃と腸を外側から見ると、中が黒く透けて見えます。胃と腸に血液がたまっているからです。肝臓は黄色く変色していて、肝硬変になっています。肝硬変になると消化管に出血をおこしやすいのです。男性の死因は、「肝硬変による消化管出血」です。警察の知りたいことは、もはや明らかとなりました。解剖する目的自体は成し遂げられたことになります。

大銀行に勤めていた40代の男性が仕事をやめてからわずか3年でこのような姿で亡くなる。その事実を前にしたとき、実際にこの男性のような死に方があったということをまず受け入れなければならないだろうと思うのです。男性の死を教訓にしようなどという意味ではありません。この人のような死に方をしないように注意しようということではありません。教訓にしようなどと考えた時点で、男性の死は自分の生とは無関係なものになってしまいます。そうではなく、素直にこういった死に方が確かにあるのだとながめてみる。そうしなければ、自分が生きているという実感には決してつながりません。

手足をただ動かして死因を決めただけでは、目の前の死を自分のこととしてとらえることはできません。解剖台の上の人をながめるということは案外難しいことなのです。

自分の死は最後までわからない

法医学では、災害や事故で亡くなった人の解剖をします。小学生が倒れてきたブロック塀の下敷きになって亡くなりました。まだ9歳です。地震で崩れたブロックの下敷きになって亡くなった高齢の男性もいます。

交通事故で亡くなった人もいます。警察庁によると、2017年には全国で3694人が亡くなりました。交通事故で亡くなる人は1970年ごろには、年間に1万人を超えていました。それと比べるとだいぶん減ってきましたが、それでも年間に多くの人が交通事故で亡くなっています。亡くなった本人は何がおこったのかさえわからないうちに亡くなっているのです。

解剖した後に遺族に会うことがあります。遺族のようすを見ると、死は本人の問題というよりまわりの人の問題だということを感じます。亡くなった本人が一番不幸なのでしょうが、その本人はすでに亡くなってしまっていて、嘆き悲しむことさえできません。涙を流すことができるのは、遺族です。涙を流すのも、生きることの一つということです。

親しい人の死を経験したとき、将来自分が死ぬということを実感できます。しかし、自分の死を見たり、聞いたりすることはできない。自分にできることは最後まで生きることだけなのです。

自殺するのも生きることの一つ

私のところには、自殺した人もやってきます。自殺した理由は人によっていろいろです。経済的なことや健康上の問題などが自殺の原因となります。

本人は死にたいと思って自殺したのです。生きようとしたわけではない。何かの理由で死にたいと思って自殺したことは確かです。しかし、自殺した人を解剖して思うことは、やはり「人間は最後まで生きることしかできない」ということなのです。

自殺した人の体には、自殺した痕が残っています。首を吊ればその痕が首にしっかりと残っています。胸を包丁で刺せば刺した痕が胸に残ります。自殺しようと胸を包丁で刺すとき、たいてい胸には何回かためらったことを示す傷ができます。法医学では、これを逡巡創と呼びます。自殺するとき、1回で胸を刺し貫くことなどなかなかできないのです。

胸にできたためらい傷は、死のうとした奮闘努力の痕でもあるのです。その傷のでき方は、死ななければならなかった理由の深刻さを物語っています。死のうとするとき、生半可の気持ちでは死ぬことなどできません。そこには「死にたい」という強い意志が見て取れるのです。自殺すること、それも生きることの一つなのです。

自殺は絶対に悪なのか?

自殺はまわりの人に影響を与えます。自殺したことを知った親しい人は悲しい気持ちになります。

自殺した人を解剖した後に、遺体を棺《ひつぎ》に入れて遺族に引き渡すと、棺にとりすがって、涙を流す遺族もいます。親しい人が自殺したことを遺族は突然知ることになるのです。嘆き悲しむ遺族の姿を見ると、「自殺は絶対に悪だ！」と感じます。自殺せずにすますことはできなかったのだろうかと思わずにはおれないのです。

親しい人の自殺を知れば、たいていの人は嘆き悲しみます。しかし、それとは違った反応を見せる遺族もいます。長く患ってきた病気を苦に自殺した子どもを解剖したことがあります。解剖の後、子どもの母親は「よくがんばった。これからはもうゆっくりやすみなさい」と棺の中の子どもに声をかけたのです。子どもを亡くすということは親にとって辛くないわけがありません。しかし、この母親にとっては、子どもの自殺は許容範囲だったのかもしれません。これまでの子どもの生きてきたようすを知っているからこそ、そういった言葉が出てくるのでしょうか。自殺するという行為は決してよいことだとは思いませんが、「自殺は絶対に悪か」と問われると、そうとはいえないのではないかと思うのです。

命の値段は500万円くらい

一度失われた命をお金で買いもどすことはできません。しかし、放っておけば失われる命を、お金で買うことはできるのです。お金を使えば、失わずにすむ命があります。たとえば、ハイジャックされた飛行機の乗客の命は、犯人が要求するお金を支払えば、失われずにすみます。

お金を使って道路整備をすると交通事故で亡くなる人を少なくすることができます。これもお金で人の命を買うことができることを示す例といえるでしょう。道路整備に使ったお金で、交通事故で死ぬはずだった人の命を救ったことになります。

「人の命はお金で買えないほど尊いものだ」という常識があります。「人の命はお金で買える」などというと一瞬本当だろうか、と考えます。人の命をお金で買えるということを実感できない人はそういうことになるのです。自殺した人を解剖すると、人の命はお金で買えることが実感できるのです。

健康問題や借金を苦にして自殺する人がいます。健康については、いくらお金をかけても元の健康な体にもどすことができない場合もあります。しかし、借金で自殺しようとしている人の命は、お金で解決することができます。借金した額をもしこれから自殺しようとしている人に与えることができれば、とりあえずその人は自殺せずにすむのです。お金で命は買えるということです。

しかも、借金で自殺する人を救うのに必要なお金の額、いいかえれば、「命の値段」はそんなに大きなものではありません。警察は解剖することになった自殺者の生活状況を調べます。どういった生活をしていたのか、家族とはどういう関係だったのか、仕事はしていたのか、借金があるかどうかも調べます。警察が借金の額を正確に把握できるのかどうかはわかりませんが、自殺した人の借金の額は、たいてい500万円くらいです。とりあえず、500万円くらいあれば、人が一人自殺するのを防ぐことができます。法医学の現場での経験から言うと、人の命の値段はせいぜい500万円くらいということになります。1億円もするということはありません。

「私の命はもっと価値があるはずだ」、という人がいるかもしれません。しかし、それは自分が稼げるお金の額と命の価値とを取り違えているのです。1年に1億円稼ぐ人の命の価値と失業して所得のない人の命の価値が違うということはありません。

生命保険というものを考えてみればわかります。保険に入っている人が死んだとき、遺族に保険金が支払われます。遺族に支払われる死亡保険金の額は500万円のこともあれば、何億円ということもあります。人によって死亡保険金の額が違うのは、それぞれの人の命の価値が違っているからではありません。亡くなったときに必要となる金額が違うからです。小さい子どもがいる人なら、たくさんのお金が必要になる。それを見込んで保険金額を大きく設定しているだけにすぎません。自分の命の価値が大きいということではないのです。人の命のネットの価値はせいぜい500万くらいだといえるのではないでしょうか。人間というものの素《す》の命の価値はせいぜいそれくらいなのです。

ぽっくり寺にはいかない

「ぽっくり寺」と呼ばれる場所が全国各地にあります。「ぽっくり」あの世へ逝《い》きたい。そう願う高齢者が押しかけているそうです。中には、バスでお参りにやってくる御一行様もあるのだそうです。

私もできればぽっくりとあの世へいきたいと思っています。死ぬときに苦しんだり、家族に迷惑をかけたりすることを望んではいません。しかし、いまのところ、ぽっくり寺へお参りするつもりはありません。でも、もう少し年をとってくると、「ぽっくり寺バスツアー」に参加したくなるのかもしれません。

ぽっくり寺にお参りした人が実際にぽっくり逝けたかどうか。これはなかなかおもしろい問題だと思います。ぽっくり寺にいく人といかない人とでは、どこかに違いがあるのか興味があるのです。何か性格に違いがあるのかもしれません。ぽっくり寺にいこうとする人には、何か共通の性格というようなものがあるのかもしれない。もしかすると、その性格が原因で、本当にぽっくりあの世へ逝けることになっているのではないか。研究してみるとおもしろいかもしれない。そう思っているのです。

ぽっくり死にたいとぽっくり寺にお参りした本人は、自分がぽっくり死んだのかどうかはわからないことになっています。仮にぽっくりあの世に逝けたとしても、死んだときには意識がなくなっているので、「ぽっくり寺にいってぽっくり亡くなることができた。ああ、ありがたい」と思うことなどできないのです。

最後のお風呂

やせていることを医学の世界では「るいそう」といいます。解剖台に運ばれてきた男性の体には、「るいそう」が見られました。皮膚が黒ずんで見えるのは、垢のせいです。爪は伸びて先のほうは丸く曲がっています。髪の毛は特徴的で、長さは60センチメートルほどあります。髪の毛がとぐろを巻いて、頭はまるで大きな玉ねぎのようになっている。髪の毛を洗わないで放っておくとこのようになるのかと驚きます。

一緒に解剖の補助をしてくれる研究生は、この男性のことを見かけたことがあるというのです。出勤するときに、大学近くの高速道路の下で生活している男性を何回か見かけたそうです。男性は路上生活者だったのです。

死因がわからないので、解剖することになりました。解剖してみると、すぐに死因はわかりました。男性の右側の肺は硬くなっています。おそるおそる切ってみると、膿が流れ出てきました。死因は「肺炎」です。風邪をこじらせてしまったのでしょうか。栄養状態が悪そうなので、免疫力が衰えていたのかもしれません。

男性は60歳くらいに見えます。60歳といえば、いまではまだ若い年齢です。男性はひどくやせていて、皮下脂肪がほとんどありません。腹の中を見ても、ほとんど脂肪は見つかりません。男性の腹の中をのぞきこむと、赤っぽい臓器が目に飛び込んできました。脂肪が多ければ臓器はすぐには見えません。脂肪が邪魔して臓器の色も形もわからないからです。男性は、何を食べて生活していたのでしょうか。

現場を通りかかった人は、男性が路上生活をしていることには気づいたはずですが、男性が死ぬまで何もできませんでした。男性のほうも何も訴えかけることなく静かに亡くなったのです。男性のあまりに潔い死を前にして、「何とかならなかったのか」と無力感がこみあげてきます。

男性が路上生活を送るようになったわけはわかりません。もしかすると本人に何か原因があったのかもしれません。いわゆる自己責任というものです。しかし、男性の死がもし本人の責任というのなら、おいしいものを食べ過ぎて糖尿病で亡くなった人も自己責任で亡くなったということになりはしないでしょうか。カロリーの高い食事を続けて糖尿病になる。医師からは摂生《せっせい》するように注意されるのですが、それができない。ある日突然亡くなるのです。

私の経験では、糖尿病で亡くなった人はたいてい肥満しています。肺炎で亡くなったこの男性のように、皮膚に垢がついているようなことはありません。むしろ身綺麗《みぎれい》な人が多いのです。そもそもお金がないと体がぽっちゃりするような食事を続けることができません。

不摂生をして糖尿病で亡くなった人に世間はやさしいように思います。一方で、食べるものにも困るような生活をしている人が肺炎で亡くなれば、冷たい視線を向けるのではないでしょうか。路上生活者の見た目が汚れているからでしょうか。男性は汚い身なりではありましたが、まわりに何も迷惑はかけていません。一人で生活し、だれに何も語ることなく、亡くなりました。肺炎になっても、病院を受診することもなく、たった一人で、一生を終えたのです。

この男性の死因を「肺炎」と診断すれば、私の仕事は終わります。解剖して死因を診断することが私の仕事なのです。スポンジに洗剤をつけて男性の体をゴシゴシと洗います。垢が取れて皮膚が見違えるように白くなるのです。長い間お風呂に入っていなかったのです。最後くらいは体を綺麗にしてあげたいと思うのです。私は「最後のお風呂」と呼んでいます。私にできるのはそれくらいしかありません。

※本書では個人が特定されないように、実際の内容を一部変更して記載しています。

〈著者プロフィール〉
西尾 元（にしお・はじめ）
1962年、大阪府生まれ。兵庫医科大学法医学講座主任教授。法医解剖医。香川医科大学（現、香川大学医学部）卒業後、同大学院、大阪医科大学法医学教室を経て、2009年より現職。兵庫県内の阪神間の6市1町の法医解剖を担当している。突然死に関する研究をはじめ、法医学の現場から臨床医学へのアプローチも行っている。これまでに行った解剖約3000体。年間の解剖数約200～300体。2017年、『死体格差 解剖台の上の「声なき声」より』（双葉社）を出版。

いまどきの死体
法医学者が見た幸せな死に方

2019年4月10日　第1刷発行

著　者　西尾 元
発行人　見城 徹
編集人　福島広司

GENTOSHA

発行所　株式会社 幻冬舎
〒151-0051　東京都渋谷区千駄ヶ谷4-9-7
電話　03（5411）6211（編集）
03（5411）6222（営業）
振替　00120-8-767643
印刷・製本所　錦明印刷株式会社

検印廃止

ISBN978-4-344-03451-8　C0095
幻冬舎ホームページアドレス　http://www.gentosha.co.jp/

この本に関するご意見・ご感想をメールでお寄せいただく場合は、
comment@gentosha.co.jpまで。